発達障害チェックノート

自分が発達障害かもしれないと思っている人へ

南青山アンティーク通りクリニック院長
福西勇夫 著

法研

はじめに

近年、発達障害という言葉が広く知られるようになり、発達障害について書かれた書籍も多数出版されています。なかには、自分（あるいは家族や周囲の人）も発達障害なのでは？　発達障害だとしたらＡＳＤなのか、ＡＤＨＤなのか？　それを知りたくて書籍を手にとる方も多いのかもしれません。

しかし、本書はそこに白黒つけることを目的にはしていません。もちろん、発達障害のどんな「特性」を持っているのかを知ることはとても重要ですが、そこに病名のようなものをつけて一喜一憂することには、あまり意味がないと思うからです。

大切なのは、ＡＳＤなのか、ＡＤＨＤなのか、ではなく、今抱えている生きづらさの正体、つまりは自身が持つ特性を知り、生きづらさの解消につなげることです。

本書では、日常生活や社会生活において、困りごとや生きづらさを抱えている方々の実例を多数取り上げ、それぞれどんな特性によるものなのかを解説しています。ご自身に重なる例もあれば、友人・知人、職場や学校によく似た例があるという人もおられるでしょう。数ある実例を読めば読むほど、大なり小なり発達障害の特性というものは誰にでもある、特別なものではないということがおわかりいただけると思います。

問題は、その特性が社会に「適応」しているかどうかです。発達障害の特性は、捉え方ひとつでその人の「強み」になることもあります。特性を活かして、いきいきと暮らしている人は大勢います。

しかし、置かれた環境が特性とは合わず、社会不適応を起こしている場合、本人は生きづらさを感じ、周囲を困惑させることになります。

発達障害の特性は、先天性のものです。本人に悪気はありませんし、努力が足りないわけでもないのです。まずはそのことを正しく理解したうえで、個々のケースへの対処を考えなくてはなりません。なかには、治療や支援が必要なケースもありますし、本人の工夫や対策、周囲の人のサポートによって十分対処が可能なケースもあります。豊富な実例から問題解決への糸口を探ってみてください。

生きづらさを感じているご本人はもちろん、生きづらさを感じているであろう周囲の人へのフォローやサポートにも役立てていただければ幸いです。


南青山アンティーク通りクリニック　院長　福西　勇夫

発達障害チェックノート　目次

C：変化に弱い

D：感覚過敏と感覚鈍麻

3　発達障害にみられる二次障害　194

A：不安・緊張

【装丁・本文デザイン】㈱イオック
【イラスト】岡澤香寿美
【編集協力】アーバンサンタクリエイティブ／榎本和子

パート1

あなたは本当に発達障害？

「もしかしたら私も発達障害？」と心配する人が増えている

最近はネットやメディアなどで「発達障害」という言葉をよくみかけるようになりました。みなさんは発達障害という言葉を聞いたとき、どんなイメージを持つでしょうか？

言葉やイメージは怖いものです。○○障害という名前がついただけで、とても**深刻な病であると思う人**は少なくありません。割り切って**軽く考えることのできる人**もいるかもしれませんが、その差は意外に大きいことがあります。発達障害という言葉を見かける機会が多い昨今では、その差はより大きく感じさせられます。

一方で、発達障害には、「空気を読めない」「他人の気持ちがわからない」といったイメージが定着している感もあります。そのせいか、「あの人、発達だよね」などと、差別的な意味を含んだ使われ方をすることもあるようです。

現代は情報化社会であるがゆえに、不適切で好ましくない情報が飛び交い、発達障害らしい特性を持っているだけで、「もしかしたら自分も…」と過剰に心配する人や、発達障害らしい特性を持つ人に対して偏見を持つ人が増えているように思います。このような過剰な心配や偏見を払拭するためにも、まずは発達障害について正しく理解しておくことが大切です。

誰にでもある発達の凸凹

発達障害は、ひと言でいうと、脳の認知機能の**発達の凸凹《でこぼこ》（アンバランスさ）**によって、日常生活や社会生活、対人関係などに困難が生じている状態といえます。認知機能とは、物事を理解したり、記憶したり、判断したり、筋道を立てて実行したりする機能のことで、私たちは日々、様々な認知機能を駆使して生活しているのですが、発達障害の人の脳では、先天的に認知機能の発達に偏りがあることがわかっています。

ただ、この発達の凸凹というのは、わかりやすく言い換えると、得意なこともあれば苦手なこともある、良いところもあれば悪いところもあるということで、実は誰にでもあることなのです。

例えば学校では、暗記は得意だけれど作文は苦手だという人もいれば、５教科は苦手だけれど、美術や体育には自信があるという人もいるでしょう。また、社会に出

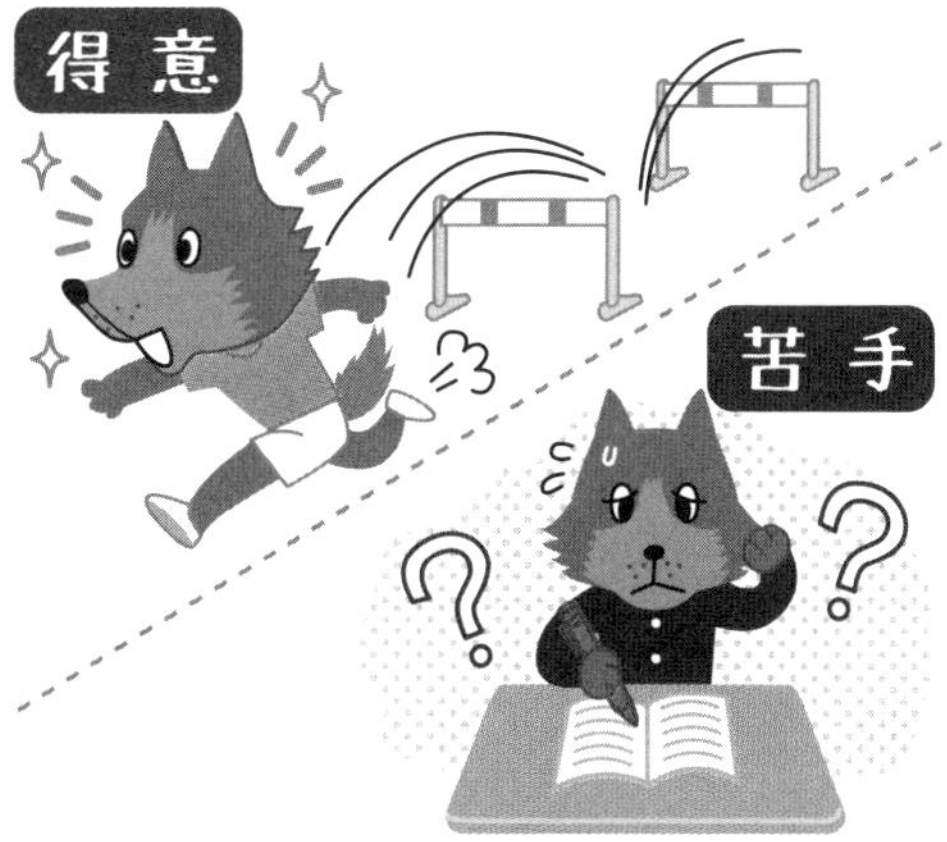

れば、仕事はできるけれど協調性に欠ける人、時間はかかるけれど正確で丁寧な人など、様々な人がいるものです。そして、これらは通常、個性として捉えられます。

では、発達障害と、そうでない人では、何が違うのでしょうか？

発達障害の特性とは？

発達障害の人には、**生まれつき持っている特有の性質（特性）**があります。よく知られているのが「対人コミュニケーションが苦手」「異常に強いこだわり」「不注意」「多動・多弁」などです。しかし、これらの特性も言い換えれば、「人付き合いが下手」「いわゆるオタク」「うっかり屋さん」「おしゃべり」などともいえるわけで、やはりひとつの個性といえるのです。

もちろん、このような個性の持ち主たちが皆、発達障害なのかといえば、そうではありません。個性と呼ばれるものと発達障害の特性の間には、明確な境界線があるわけではなく、**個性の延長線上に発達障害の特性がある**と考えるのが自然なのかもしれません。

ただ、発達障害の人は、その特性によって普通とは違った行動をとったり、偏った考え方やものの見方をすることがあります。得意なことと、不得意なこととの差が非常に大きいというのも特徴です。発達障害の特性は生まれつきのものなので、本人は他者との違いを認識できません。周囲に指摘されたり、叱責されたりしても、その特性をコントロールしたり、修正したりするのも苦手です。結果、学校や職場などに適応できず、本人がつらい思いをしたり、周囲を困惑させてしまうことがあるのです。

これは発達障害の人が悪いわけではありません。発達障害の特性は、脳機能の障害によるもので、親の育て方やしつけが悪いわけでもありません。脳機能の障害は生まれつきのもの、つまり先天的なものです。**周囲の叱責や本人の努力で改善するのは難しいのです。**

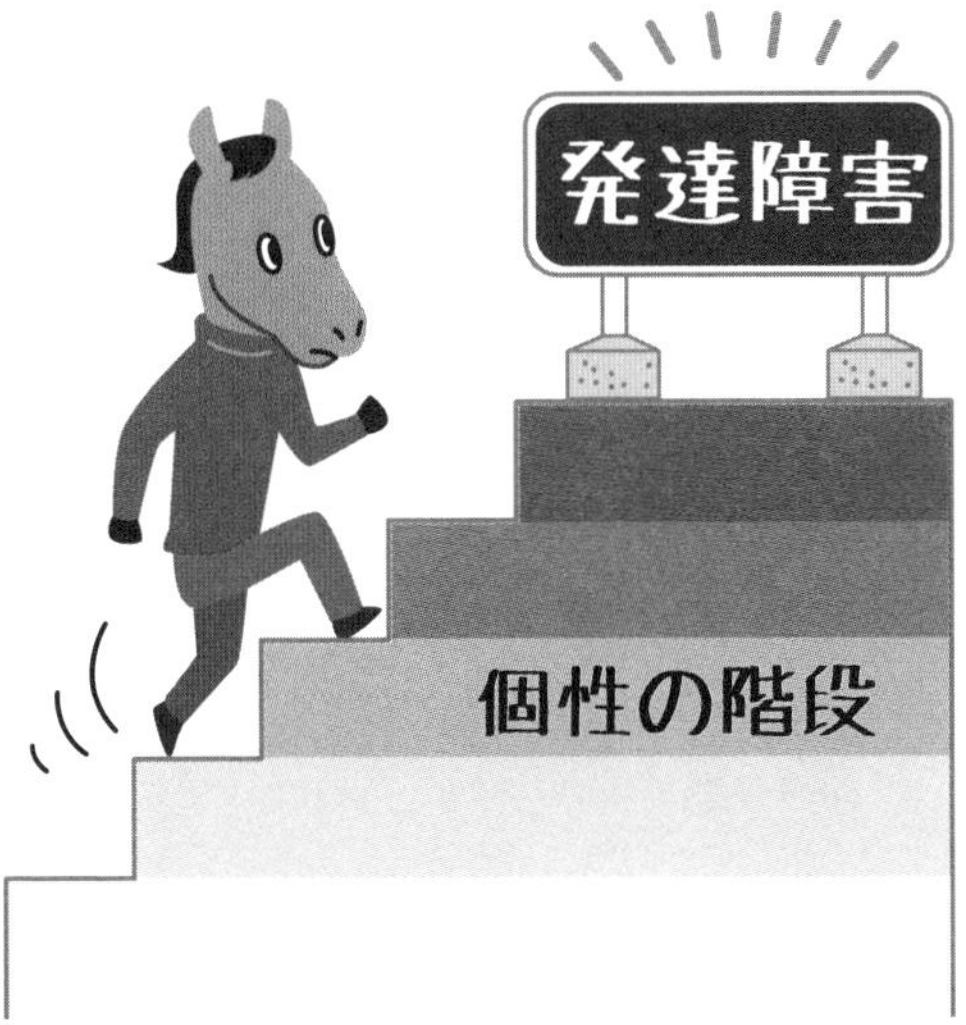

●発達障害にはいくつかの種類がある

発達障害には、様々な特性がみられますが、その特性によっていくつかの種類に分類されます。なかでも代表的なものが「**ADHD**（Attention deficit hyperactivity disorder：注意欠如多動性障害）」と「**ASD**（Autism Spectrum Disorder：自閉症スペクトラム障害）です。

ひと昔前までは、ASDはアスペルガー症候群や自閉症などに分けて分類されていました。しかしながら、最新の診断基準では、アスペルガー症候群や自閉症などは連続体（スペクトラム）とみなし、ASDというひとつの名称に統合されることになりました。わかりやすくいえば、知的な遅れがないものが、かつてのアスペルガー症候群や高機能自閉症で、知的な遅れがみられるものが、かつての自閉症に相応します。

ここでは、ADHDとASDの特徴を簡単に説明しておきましょう。

〈ADHD〉

ADHDは、「注意欠如や注意散漫」、「多動性や衝動性」の2つの特性を特徴とする障害です。注意欠如や注意散漫の特性があると、**集中力が続かず、忘れ物や失くし物、ケアレスミス**や遅刻などが多くなります。一方で、**興味や関心のあることには過集中**する傾向があり、いわゆるハマりやすいという一面もあります。

多動性では、落ち着きがなくじっとしていられない、**しゃべりすぎる（多弁）**、**じっと待つことができない**などの症状につながることがあります。衝動性は、衝動的な感情や行動を抑えられないため、**失言や暴言**、**軽はずみな行動**などにつながることがあります。

多動性や衝動性は年齢とともに改善されていく場合もあり、大人のＡＤＨＤでは注意欠如や注意散漫が中心となることが多いようです。

〈ＡＳＤ〉

ＡＳＤは、「常同性」、「対人的なコミュニケーションが苦手」、「感覚過敏や感覚鈍麻」の３つの特性を特徴とする障害です。

常同性とは、こだわりが異常に強く、**極度に変化を嫌う**ということです。通学や通勤の経路がいつも同じでないと気が済まない、決まった食べ物しか口にしないなど、こだわりの対象は人それぞれですが、説得しても譲ることができず、臨機応変な対応ができません。

対人的なコミュニケーションが苦手とは、いわゆる「空気が読めない」、「他人の気持ちがわからない」ということです。言葉の裏に含まれた意図を読み取ることができず、**言われた言葉を額面通りに受け止めてしまう**のです。本人も見たこと、思ったことをストレートに口にしてしまうので、相手を怒らせたり、傷つけてしまうことがあります。このようなコミュニケーションが苦手なことから、ASDの人は集団行動を避け、ひとりでいることを好む傾向もあります。

また、ASDの人は、特定の音や光、感触などに過敏であったり、逆に鈍感であったりすることがあります。感覚過敏や感覚鈍麻は、日常生活に支障を来すこともありますが、**他の人にはわからない違いを敏感に感じ取ることができる**ので、特定の職業で才能を発揮することもあります。

発達障害には、その他にも「LD（学習障害）」、「知的障害」、「コミュニケーション障害」、「運動障害」などがあり、それぞれの障害は併発することもあります。

発達障害の診断基準

発達障害かどうかの診断は、基本的には国際診断基準に基づいてなされます。

ＤＳＭ（Diagnostic and Statistical Manual of Mental Disorders）とＩＣＤ（International Statistical Classification of Diseases and Related Health Problems）がその双璧です。ＤＳＭは、アメリカ精神医学会が作成している精神疾患の診断基準・診断分類です。一方、ＩＣＤは、病気やケガ、死因の統計を国際比較するためにＷＨＯ（世界保健機構）が作成している国際疾病分類です。いずれも必要に応じて改訂が重ねられており、最新版（２０２０年現在）は、「ＤＳＭ－５」と「ＩＣＤ－11」になります。どちらの診断基準を用いるかは各医師の判断に委ねられますが、とくにＤＳＭは世界の各国で用いられており、日本でも多くの医師がそれに準じています。

本書では、ＤＳＭ－５におけるＡＤＨＤとＡＤＳの診断基準を本パートの最後（35～38頁、表1・表2）に示しました。ただし、診断基準は時代によって刻々と変化します。そのため、あるときは発達障害の診断基準を満たした人であっても、あるときは診断基準を満たさないという変なことが起こるのですが、これは高血圧などでも同様です。高血圧の診断基準が、収縮期血圧（最高血圧）140㎜Hgまでであったものが、130㎜Hgまでと厳しくなれば、これまで高血圧症に該当しなかった人も該当するようになります。

つまり、発達障害の診断基準は、がんのようなAll or Nothing、黒か白かといった明確なものではなく、グレーゾーンという領域が発生しやすく、その領域は変動しやすいということです。

発達障害の診断よりも、生きづらさを感じているかどうかが重要

発達障害の診断基準は、あくまでもひとつの物差しにしか過ぎず、不用意に発達障害のレッテルを貼ってしまうのは危険です。

では、何が重要なのかといえば、**〈生きづらさに囲まれているかどうか〉**、言い換えれば、学校や職場などで不適応を起こしているかどうかです。例えば、発達障害の診断基準を満たしていたとしても、実社会で成功し、上手く適応している人は数多くいます。逆に、発達障害の診断基準を満たしていなくても、社会での適応に問題を起こし、ひどく生きづらさを感じているならば、何らかの治療的な介入があった方がよい場合もあります。

つまり、がんの診断のようなAll or Nothingの診断ではなく、発達障害の特性を持っているがゆえに、適応上の問題を呈し、社会的な生きづらさを感じているかどうかの見極めが、非常に重要になるように思います。それゆえ、本書は発達障害かどうかの診断を下すためのもの

ではなく、発達障害にみられやすい特性があるかどうかをチェックし、人生のなかでの生きづらさを感じている人は、その**生きづらさを少しでも緩和し、生きやすい人生に転換する**きっかけになればと思い、執筆しております。

発達障害の診断がとてもやさしいケースもあれば、発達障害の専門医であっても難しいこともある

発達障害の診断は、とてもやさしいケースもあれば、発達障害の専門医であっても難しいことがしばしばあります。というのも、精神科的な症状や特性は、クライアントの人たちの訴えがその中心にあり、問診が極めて大切だからです。

例えば、職場で上手く行かずに、気分の落ち込みや意欲の低下を訴え、精神科や心療内科を受診すれば、うつ状態などのうつ病関連の診断が下され、抗うつ薬や抗不安薬を中心とした薬物治療や、認知行動療法などのカウンセリングが行われることがあります。

しかしながら、クライアントは訴えないかもしれませんが、その背景に発達障害の特性があり、そこに大きな原因が潜んでいることも少なくありません。そうなると、うつ状態の治療と並行して、発達障害の特性を十分に細かく精査し、両方に対する治療的な介入が必要になるこ

とがあります。

たとえ、発達障害の特性が、発達障害の診断基準を満たさないほど軽微なものであったとしても、それが二次的にうつ状態や不安状態を引き起こすこともあるのです。個々のクライアントが現在置かれている状況において、実際の能力以上の適応を求められたりすると、コップから水があふれ出すように、発達障害の特性が悪影響を及ぼすことがあります。反対に、発達障害の診断基準を満たし、普通ならば不適応を引き起こしても不思議ではない人であっても、適応しなければならないレベルがそう高くなく、十分に適応し、能力を発揮できていることもあります。

公式で表すとすれば、**〈発達障害の特性と適応レベル〉**ー**〈現在、求められている適応度〉**が、正（プラス）になればよいのですが、これが負（マイナス）になっていると、治療的な介入が必要になることがあります。

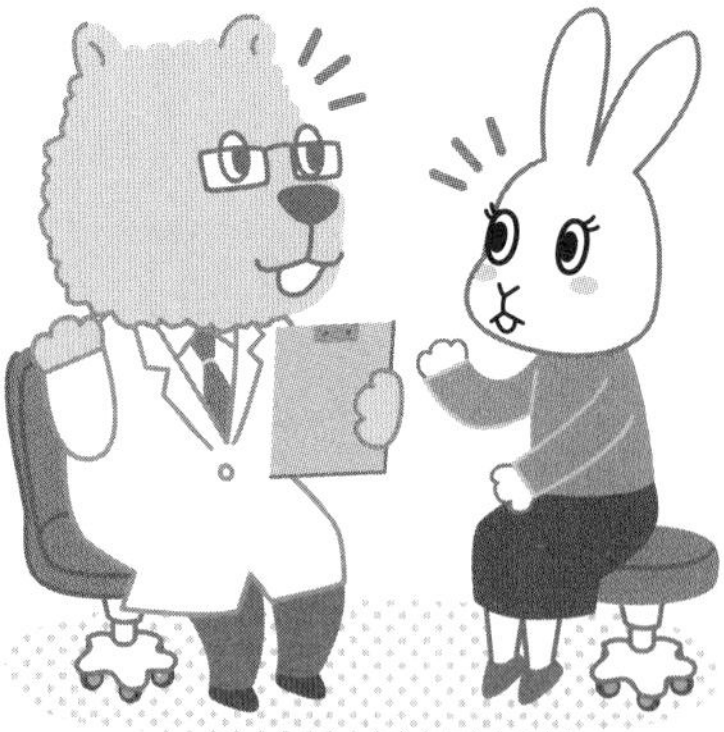

発達障害のどの特性を持っているのかを知っておく

もうひとつ重要な点があります。

今、置かれている状況が、自分の得意な領域であるかどうかです。

発達障害の特性を持つ人は、注意力をうまくコントロールできないことから、同時に2つ以上のことをこなしたり、複雑な作業をすることが苦手です。それが嫌いなことや気乗りしないことであれば、より手につきません。

しかし、自分の興味や関心が持てる領域では逆にヤル気が涌き、過集中できるようになります。状況によっては、その人本来の才能が活かされやすくなる場合があるのです。「好きこそものの上手なれ」という諺《ことわざ》がぴったり当てはまります。

発達障害とは縁が遠い人であっても、興味関心を持つことができ、やっていて楽しいと感じることのできる分野や領域であれば、モチベーションの高さが全然変わってきます。そのモチベーションを持てる領域で仕事ができる人はとても幸せです。発達障害の人も同じで、好きなこと、得意な分野や領域では、発達障害の特性がマイナスどころか、プラスに作用するのです。

ですから、発達障害の診断にこだわり過ぎずに、**自分が持っている発達障害の特性を知り、**

その特性を活かすことを考えることが、人生を生きていくうえでとても大切です。生きづらさを克服し、生きやすさに転じることができれば、発達障害の特性を持つことに喜びを感じることのできる人も出てくることでしょう。

世の中には、生きづらさが生きやすさに変わり、人生の成功者になっている人も大勢います。そういう方は、治療的な介入は必要ないように思います。しかし、人生は良いこともあれば、悪いこともあります。発達障害の特性がプラスに作用していたとしても、あるときからマイナスに作用するようになることもあります。そのような状況の変化に適応するためにも、自分を知る、自分自身がいかなる発達障害の特性を持っているかを知っておくことに損はないように思います。

発達障害の特性をいくつか持ち合わせている

発達障害にはいくつかの種類がありますが、注意すべき点は、複数の障害を併せ持つことがあるということです。とくに、代表的な発達障害であるADHDとASDの両方の特性を持っている人は少なくありません。かつての診断基準では、両者は併存しないという基準でしたが、新しいDSM－5では、両者の併存は学術的に認められるようになりました。

実際の医療現場では、両者が併存している事例は数多くあります。「もしかして自分も……」という不安に陥っている人は、自分は発達障害なのか、そうではないのか、発達障害ならばADHDなのか、それともASDなのか、という診断にこだわり過ぎて、一喜一憂しがちです。ADHDの特性とASDの特性を併せ持っているとわかると、「深刻な病気を2つも抱えているのか……」と、深く落ち込んで受け止める人もいます。

先にも述べましたが、重要なのは診断名ではなく、発達障害の特性によって、生きづらさという問題を抱えているかどうかです。ADHDであるかどうか、ASDであるかどうかよりも、ADHDの特性で、今持っている特性はどれか、今問題となっている特性はどれか、ASDの特性のなかでも今もっているもの、今問題となっているものはどれかという見方のほうが、より現実に即しているように思います。

●発達障害の二次障害

発達障害のある人は、他の精神疾患を合併したり、社会との不適応を起こしやすいとされています。

発達障害の特性は、見た目にはわかりづらく、本人も認識していないことが多いものです。そのため、周囲の理解を得にくく、努力が足りないとか、人の気持ちがわからないなどと誤解され、非難や叱責を受けたり、孤立しがちになることがあります。こうしたことが大きなストレス、あるいはトラウマとなり、うつ状態や不安症状、引きこもりなどといった様々な精神症状や問題行動を二次的に引き起こすことがあるのです。これが発達障害の二次障害です。

注意すべきは、二次障害が前面に現れ、発達障害の特性が裏に隠れているようなケースです。われわれ精神科医の立場からすれば、二次障害の精神症状を主訴として、精神科や心療内科を受診しているにも関わらず、発達障害の特性を見逃していたのでは、せっかくのチャンスを逃してしまうからです。もし発達障害の特性がいくつか存在するのであれば、その機会に、それまで背景に潜んでいた発達障害の特性を熟考し、並行して治療的介入がなされることが非常に重要になります。

例えば、ADHDのある特性とASDのある特性を持っているがために、学校や職場で不適応を起こし、しかも二次障害の精神症状を呈し、とても困っている事例です。

二次障害として引き起こされた社会不安障害（人前で異常に緊張する）、パニック障害、強迫性障害などのいわゆる不安障害のために、自閉的傾向が顕著になり、学校や職場に行けなくなっていることもめずらしくありません。

　社会との不適応を起こせば、気分的に落ち込み、いわゆるうつ状態も併発します。職場や学校で不適応から生きづらさをひどく感じれば、うつ状態になるのは至極当然です。場合によっては、アルコールやギャンブル、買い物、ネットなどへのアディクション傾向が顕著になることもあります。「お酒でも飲まないとやっていられない…」という気分になったり、ＡＤＨＤの特性のひとつである、何かにはまりやすいという特性が炙《あぶ》り出されることもあります。ストレスフルな現実からの逃避行動として、様々なアディクションがみられやすくなっても不思議ではないと思います。

発達障害による二次障害は

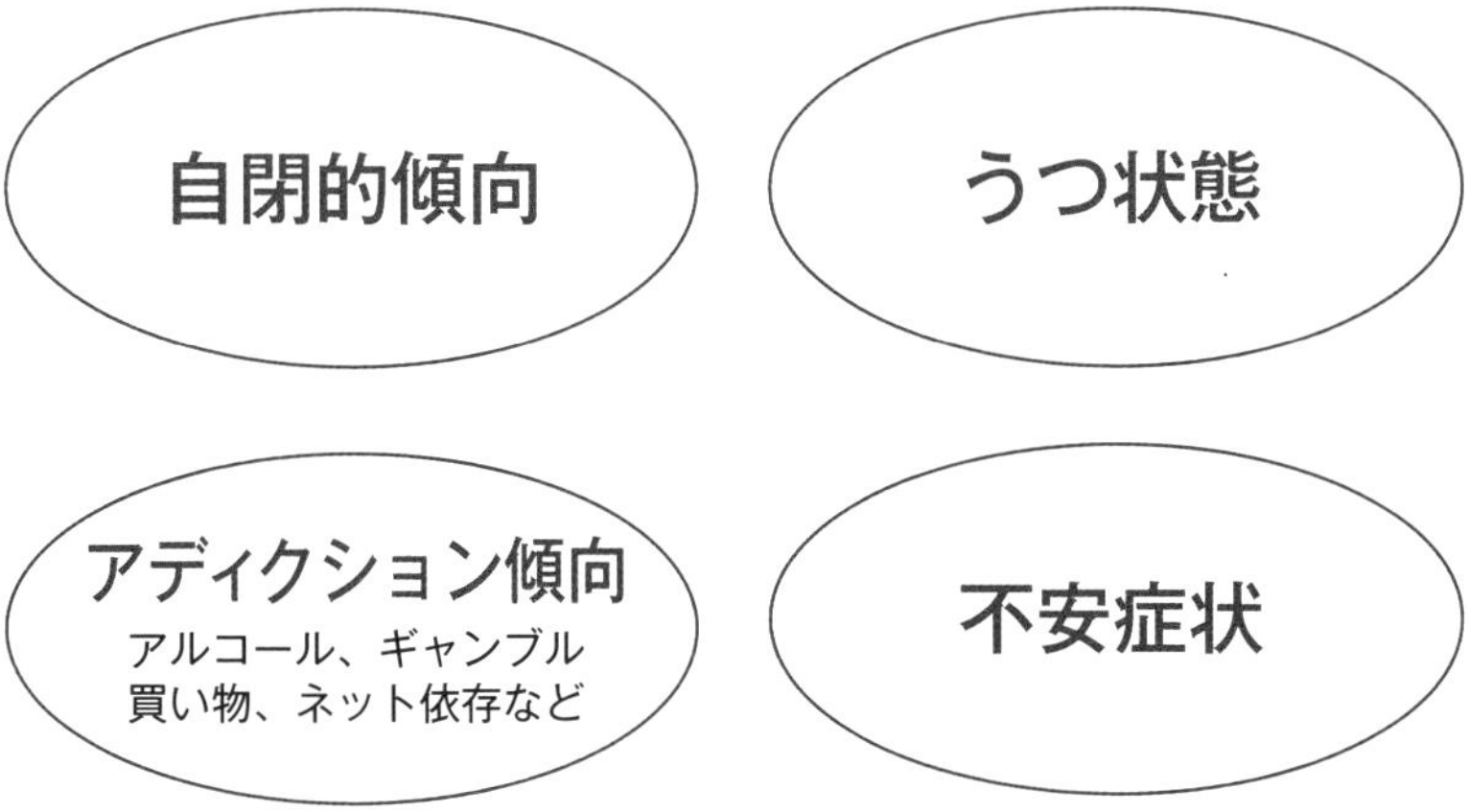

パーソナリティ障害や愛着障害（反応性愛着障害）についても、知っておくと役に立ちます。例えば、両親のどちらかが発達障害の特性を持っていて、子どもへの共感性の低さから、わが子に十分な愛着を注ぐことができない場合、子どもは愛着を感じ取ることができなくなります。しかも、その子どもが発達障害の遺伝子を引き継いだ場合、環境的（後天的）にはパーソナリティ障害や愛着障害を引き起こし、生物学的（先天的）には発達障害の特性を親から受け継ぐこともあるのです。

うつ状態や不安症状、パーソナリティ障害や愛着障害などの精神症状が先行していると、われわれ精神科医でも、基盤にある発達障害の特性を見落とすことは意外に少なくありません。しかしながら、実際の医療現場では、十分な時間を割かないと区別するのが難しいことも事実です。

発達障害の特性がプラスに作用すれば、光輝くこともできる

発達障害の特性がプラスに作用することは少なくありません。

とくに、ＡＳＤの特性のひとつである感覚過敏の世界では、次のようなことがみられます。

例えば、感覚過敏のなかでも、味覚が異常に優れている人は、とてもよい料理人になることがあります。味覚に加えて嗅覚も優れていれば、ソムリエとして能力を発揮することもあります。言語能力に長けた人は、一流大学に合格し、有能なコンサルタントになることもあるでしょう。聴覚に長けた人は、一流の音楽家になることもあるかもしれません。視覚能力に長けた人は、カメラマン、デザイナー、建築家になることもあるでしょう。

スポーツでいえば、視覚能力に長けたサッカー選手ならば、グラウンド上で見える視界は２Ｄの世界であっても、スタンドから見たような俯瞰《ふかん》図、つまり３Ｄの世界を瞬時に頭の中に描くことができます。頭の中に描いた３Ｄの世界で、信じられないようなロングパスやスルーパスを瞬間的な判断で巧みに操るなど、視覚機能をフル活用できるかもしれません。

一般的にいえば、総合職よりもプロフェッショナルな専門職が向いていることが多いように思います。どこかの会社に雇用されるよりも、自分で会社を設立し、自分の得意とする

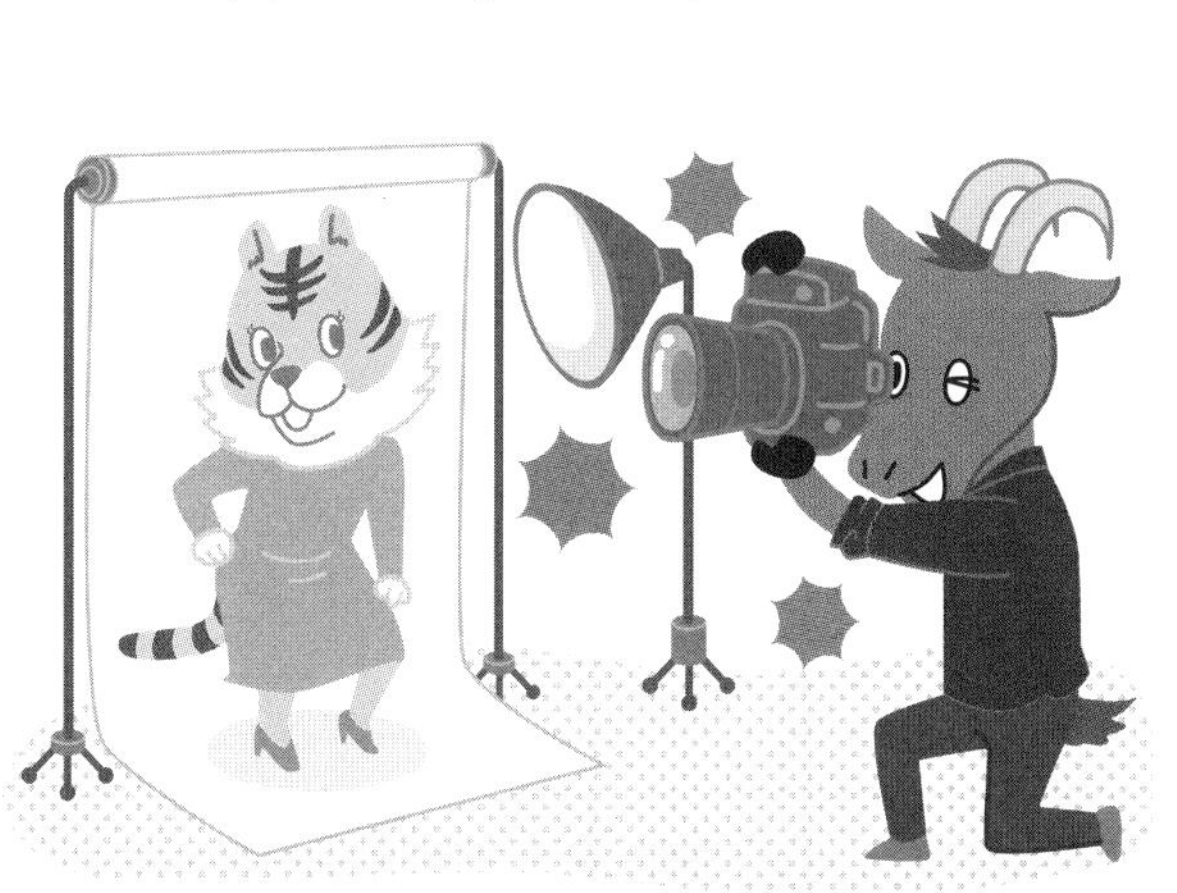

領域がより活かされるように、自分でルールを作ることのできる環境のほうが好ましいこともあります。

比喩的にいえば、体操競技の個人総合よりも、種目別のスペシャリストということになります。このように、**一芸に秀でることを可能にするのが、発達障害の特性**です。

しかしながら、多くの場合、どこかの会社に就職し、そこで不適応を起こすことが多いのが現状です。その会社が発達障害の特性を十分に理解し、その特性を伸ばしてくれればよいのですが、日本は個人主義というよりは、集団帰属性の強い社会です。そのため、発達障害の特性が諸外国に比べると活かしにくいことは確かです。

発達障害の特性を理解するということ

発達障害の特性を活かしにくい現状を考えると、やはり生きづらさを抱えている人のほうが圧倒的に多いことが予測されます。何らかの治療や支援が必要な人も少なくありません。

私は精神科医であり、都心の小さなクリニックで心の病を診察しています。心の病を抱えたクライアントがやってくることもあれば、心の病までは行かないが、心理相談レベルで気軽に受診されるクライアントの人たちもいます。ここ数年は、後者の比率が徐々に高まっているように思います。

精神科や心療内科への受診に対する敷居が、ひと昔前に比べるとずいぶん低くなっています。これはとてもよいことです。なぜなら、身体の病気と同様に、心の病でも、早い段階で適切な治療を行ったりする、いわゆる予防医学的対処が必要だからです。早期に受診されることによって、重症化せずにすみ、とても理想的な医学的対処が行いやすくなります。

本書は、数多くある発達障害の特性をチェックするための書籍です。発達障害の特性の有無をチェックし、もし発達障害の可能性があれば、最寄りの精神科や心療内科を早めに受診し、適切な診断や治療を受けることが大切です。

たとえ発達障害ではないと診断されても、発達障害の特性をいくつか持っている方は少なくありません。逆に、発達障害らしい特性を持っているだけで、過剰に「もしかしたら自分も…」と心配する方もおられるでしょう。そういう方にも、本書は役に立つかもしれません。

発達障害の人が社会に適応できるようにするためには、本人はもちろん、周囲の人も一緒に発達障害の特性というものを理解しようとする姿勢が大切なのだと思います。

発達障害の人は、今抱えている困難が発達障害の特性によるものだと説明されても、ストンと腑に落ちるように理解するのは難しいかもしれません。しかし、自分がどんな特性を持っているのかを知っておけば、何かの困難にぶつかったとき、原因に思い当たることができるかもしれませんし、予防策や対策を講じることもできるかもしれません。

周囲の人も、発達障害にはどんな特性があるのか、その特性がどんな言動や行動を引き起こすのかなどを十分に理解できれば、発達障害の人へのフォローの仕方がわかるだけでなく、その特性を活かすための手助けができるかもしれません。

パート2では、事例とともに発達障害の特性を具体的に解説します。職場や学校、家庭などでの困りごとと照らし合わせて、発達障害の特性をチェックしてみてください。

表１ ＡＤＨＤの診断基準

不注意による以下の症状のうち６つ、またはそれ以上（17歳以上は５つ以上）が少なくとも６ヵ月持続し、職場や学校などでの社会的活動に支障を来している

- □ 細部を見逃す、見過ごす、作業が不正確など、不注意な間違いをしやすい
- □ 講義や会議、会話、長時間の読書などに集中し続けることが難しい
- □ 直接話しかけられたときに、しばしば聞いていないように見える
- □ 指示された課題に集中できず、やり遂げることができない
- □ 資料や持ち物を整理できない、作業が乱雑、時間の管理が苦手、締め切りを守れないなど、課題や活動を順序立てて行うことが難しい
- □ 宿題、報告書の作成、長文の文書の見直しなど、精神的な努力を要する課題を嫌がる
- □ 学校教材、財布、鍵、書類、メガネ、携帯電話など、課題や活動に必要なものをしばしば失くしてしまう
- □ 外部からの刺激、あるいは無関係な考えが浮かんだりして、すぐに気が散ってしまう
- □ 用事やお使い、折り返しの電話、お金の支払、会合の約束など、日々の活動をよく忘れる

DSM-5を参考に改変

多動性および衝動性による以下の症状のうち６つ、またはそれ以上（17歳以上は５つ以上）が少なくとも６ヵ月持続し、職場や学校などでの社会的活動に支障を来している

□ 手足をそわそわ動かしたり、トントン叩いたり、椅子の上でもじもじしたりする

□ 教室や職場などの着席が求められる場面で、しばしば席を離れる

□ 不適切な状況で走り回ったり、高い所へ登ったりする

□ 静かに遊ぶことや、静かに余暇活動につくことができない

□ 会議中や食事中など静かに過ごすべき状況でも、落ち着かず、じっとしていられない

□ しゃべりすぎる

□ 質問が終わる前に答え始めたり、会話のなかで自分の話す番を待てずに話し出してしまう

□ 順番を待つことが苦手

□ 他人の行動を邪魔したり、他人の会話に割り込んだりする

□ 不注意、または多動性や衝動性の症状のいくつかは、12 歳以前からみられた

□ 不注意、または多動性や衝動性の症状のいくつかは、２つ以上の状況（家庭、学校、職場、友人や親戚といるときなど）でみられる

□ これらの症状が、社会的、学業的、職業的機能を損なわせている、またはその質を低下させているという明確な証拠がある

□ これらの症状は、統合失調症、または他の精神性障害の経過中にのみ起こるものではなく、他の精神疾患ではうまく説明されない

DSM-5を参考に改変

表２ ＡＳＤの診断基準

複数の状況において、以下の３つのような社会的、対人的コミュニケーションにおける持続的な障害がある

□ 対人的、情緒的な相互関係の障害（通常の会話のやりとりが困難、興味や感情を共有できないなど）

□ 非言語コミュニケーションの障害（視線を合わせることや身振り手振りなどがうまくできない、人の身振り手振りを理解できない、表情がないなど）

□ 人間関係を発展させ、維持し、それを理解することができない（様々な社会的状況に行動を合わせることが困難、友人をつくることが困難、仲間に対する興味の欠如など）

以下の４つような限定された反復的な行動、興味、活動が２つ以上みられる

□ 同じ行動や動作をいつまでも繰り返す（物を一列に並べたり、物を叩いたりするなどの常同運動、言われた言葉をそのまま繰り返すオウム返し、独特な言い回しをするなど）

□ 物や習慣への頑なこだわりがあり、融通が効かない、または儀式的な言動や行動がみられる（小さな変化に対する極度の苦痛、予定を変えることが困難、柔軟性に欠ける思考パターン、儀式のようなあいさつの習慣、毎日同じ道順を辿り、同じ物を食べなければ気が済まないなど）

DSM-5を参考に改変

□ 極めて限定されたもの、または一般的ではないものに対して、異常なほど強く興味を示したり、没頭したり、執着したりする

□ 感覚刺激に対して過敏または鈍感、あるいは物や環境の感覚的側面に対して並外れた興味を持つ（痛みや体温に無関心のように見える、特定の音や触感に逆の反応をする、過度に匂いを嗅いだり触れたりする、光または動きを見ることに熱中するなど）

症状は必ず発達早期からみられるが、社会に出てから明らかになる場合や、その後の生活で学んだ対応の仕方によって隠されている場合もある

その症状は、社会的、職業的、その他の重要な領域において、重大な障害を引き起こしている

DSM-5を参考に改変

パート2

発達障害のさまざまな特性を解説する

■ 発達障害の概略をまとめると…

1　ＡＤＨＤ（注意欠如多動性障害）とは？

ＡＤＨＤの特性を噛み砕いていえば、

Ａ　注意欠如、あるいは注意散漫

Ｂ　多動性や衝動性

の二つに大別できます。

前者のみの人、後者のみの人もいます。

前者と後者の比率は特定できませんが、両者が併存し、前者の注意散漫の特性が優位で、後者の多動性や衝動性の特性は、優位ではないが併せもっている人もいれば、後者の多動性や衝動性の特性が優位で、前者の注意欠如や注意散漫の特性は、優位ではないが併せもっている人もいます。

子どものＡＤＨＤの場合、じっとしていられないなどの多動性の行動がみられたときは、ＡＤＨＤの疑いを持つことは容易です。しかしながら、衝動性や多動性が弱い場合には、子どもの時期にＡＤＨＤが発見されないまま、すくすくと成長します。社会人になって、これまで見えなかった注意散漫が少しずつ露呈し、炙り出されたかのように出現します。

一般的に、子どものＡＤＨＤは多動性や衝動性を伴うことが圧倒的に多く、大人のＡＤＨＤの主たる特性である注意散漫が強くみられることもあれば、逆にあまり目立たないこともあります。

大人のＡＤＨＤでも、注意散漫の特性は職業によって見え方が大きく異なります。例えば、銀行員や医療従事者のように、お金の計算ミスや医療事故で大変な事態が起こりうる職種では、些細なミスも許されません。ＡＤＨＤの特性が炙り出されやすい環境です。これに対して、多少の注意散漫があっても、ケアレスミスは許されるような状況では、ＡＤＨＤの注意散漫の特性が炙り出されることは少なくなります。

要するに、環境次第でＡＤＨＤの特性の見え方、炙り出され方に大きな影響を与えると考えられるのです。

2　ＡＳＤ（自閉症スペクトラム障害）とは？

ＡＳＤの特性を噛み砕いていえば、

A　**常同性**

B　**対人的なコミュニケーションが苦手**

C　**感覚過敏（と感覚鈍麻）**

の三つの特性に分類できます。

対人関係の構築が苦手で、人の気持ちを察することができないなどのケースは、対人的なコミュニケーションが取れないという特性の表れです。

常同性は成人後に、〈変化に弱い〉〈同じことの繰り返し〉という特性として顕著になります。少しの予定変更であっても臨機応変に対応できません。環境の変化にもついていけません。

感覚過敏には、聴覚過敏、視覚過敏、触覚過敏、嗅覚過敏、味覚過敏などがありますが、代表的なものが聴覚過敏、視覚過敏、触覚過敏の三つです。聴覚過敏のみを持つ人もあれば、視覚過敏のみ持つ人もいます。また、逆に感覚鈍麻がみられることもあり、実に多種多用なケースがみられます。

ＡＳＤの場合では、対人緊張・対人不安・対人恐怖といった傾向がみられて、いわゆる社交不安障害といった形で、ＡＳＤの特性が顕在化することが少なくありません。また、職場の対人関係が構築できないがゆえに、うつ状態や適応障害を起こすことで顕在化することもあります。このように、ＡＳＤでは二次障害を見落とさないようにすることが大切です。

ＡＤＨＤ、ＡＳＤのいずれであっても、画像検査や血液検査などのない精神医学の領域では、言葉を通じて診療が行われるために、クライアントの思い込みをそのまま受け入れていると、根底に存在する発達障害の存在を見落としてしまいます。とくにその特性が軽微なときは見落としやすくなり、十分な注意が必要です。

また、日本人の場合、欧米人とは違って、言葉や行動の裏を読むことが求められます。人の気持ちを察することができるかどうかが重要視されるため、日本の社会はＡＳＤの特性を持つ人たちには、とても生きづらい環境であるといえます。

3　その他の発達障害とは？

ＡＤＨＤ、ＡＳＤ以外にも発達障害にはさまざまなものがあります。

よく知られるものに、読み書きなどのある特定の分野のみが苦手な「学習障害」もあれば、知的な機能に障害がみられる「知的障害」と呼ばれるものもあります。

その他にも多くのものがありますが、個々の時代の診断基準によって、病名に変化が合ったり、基準が変わったりするので、ここでは詳細に述べることは避けます。

1 ADHD（注意欠如多動性障害）

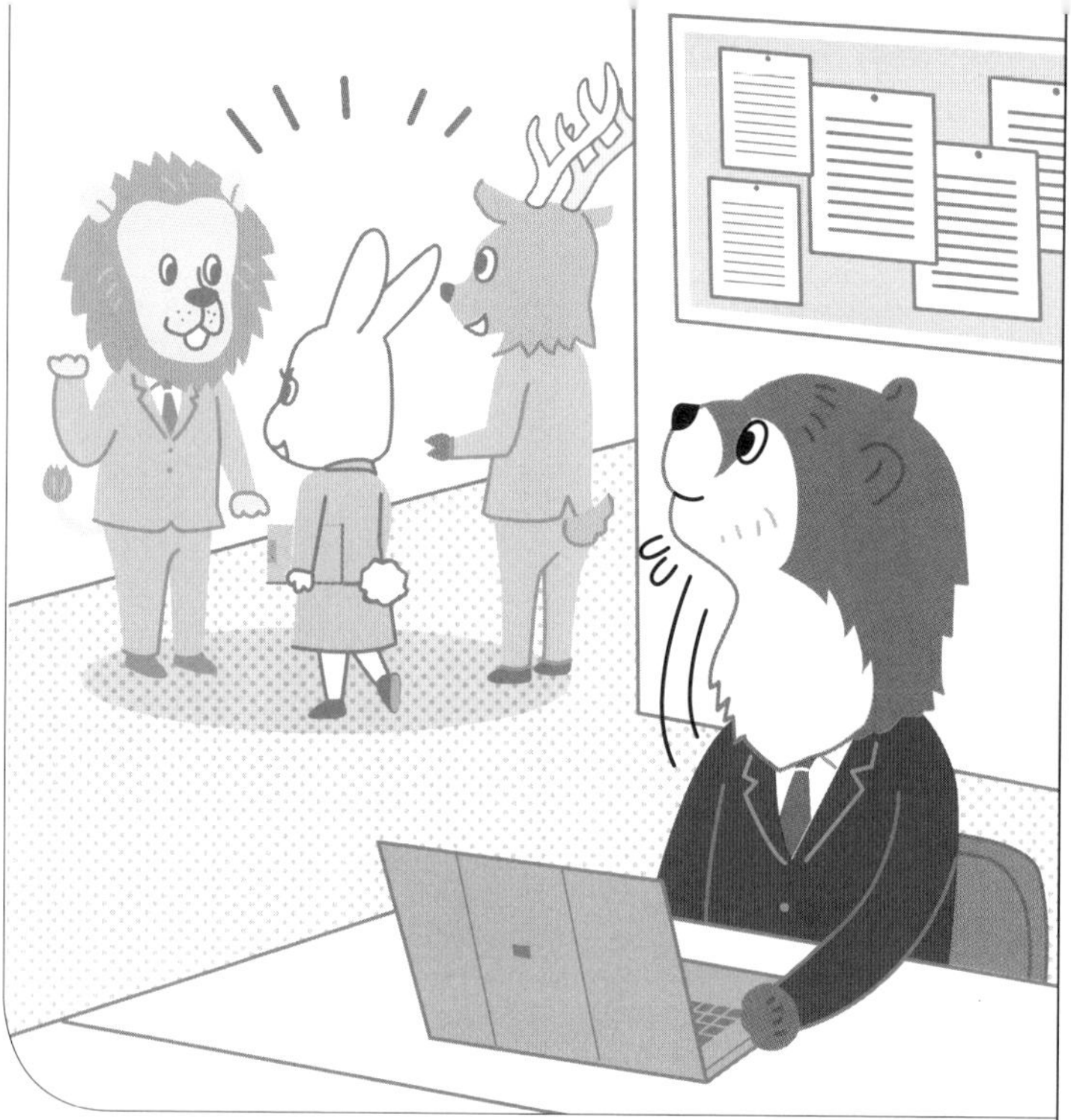

A：不注意　その1　注意がそれやすい

電話の音や視界に何かが入ると、注意がそれる

25歳、女性、事務職員

会社で事務関係の書類処理をしているときに、属している部署に頻繁に電話がかかってくる。電話自体がすごく苦手であるのだが、その部署では最も年齢が若いため電話を取らざるを得ない…。

電話を取って相手の要件を聞いたのはいいが、さっきまでやっていた事務関係の書類処理のことを忘れてしまい、別の仕事を始めてしまう。会社の上司はただ茫然と呆れてしまう状態。彼女は上司から心療内科か精神科の受診を勧められた。

ＡＤＨＤは、注意散漫、多動性、衝動性といった三つの代表的な特性に分類することができます。そのなかでも、電話の音などで簡単に注意がそれるというのは、注意散漫に属する特性です。ＡＤＨＤにみられる注意散漫の、最たる特性のひとつです。

このケースのように、ひとつの仕事がなかなか終わらずに中途半端になってしまいます。仕事は拡散する一方です。

どうして注意がそれやすいのか？

脳のなかに海馬《かいば》と呼ばれる部位があります。海馬はいろいろな役割を担っていますが、記憶を一時的に保存する働きも持っています。いわゆる短期記憶です。短期記憶は、必要と感じれば長期記憶として大脳皮質に記憶が移行され、保存されます。しかし、ＡＤＨＤの人たちのなかでも、注意散漫の特性のひとつである注意がそれやすい人たちは、せっかく海馬で一時保存した内容を忘れてしまって、別の作業に取りかかるのです。

やりかけの仕事がデスクの上に溢れかえり、ひどいときは収拾がつかなくなります。電話を取らなければいいのですが、仕事ですからそうもいきません。別の見方をすれば、シングルタスクならいいのですが、同時に二つ以上のことを並行して行うマルチタスクが苦手な特性が顕在化している可能性もあります。

対策と工夫

今すぐできる対策や工夫としては、

1）会社の誰かに電話に出てもらい、極力電話に出なくてもいいようにする。

2）電話に出ることができるのであれば、メモ魔になるくらい徹底的にメモをする習慣を身に着ける（ところが、自分で取ったはずのメモを見ても、何を書いてあるのかがわからないほど乱雑であったり、そのメモを失くしてしまうこともあるので、大いに注意を要します）。

3）電話が終わったあとに、すぐに何かの作業に取りかかるのではなく、大きく深呼吸をしてこれまでやっていたことを思い出すように努める。

4）パニックに陥らない、あるいはパニックになっても慌てないようにする。

治療

注意がそれるという特性に関する治療としては、精神科や心療内科の発達障害の専門医を受診し、ＡＤＨＤであるかどうか、またはＡＤＨＤであるかどうかは別にして、いかなるＡＤＨＤの特性を持っているかの判断を仰ぎます。もし、ＡＤＨＤなどの発達障害でないと診断されれば気分が落ち着きます。そして、ＡＤＨＤと診断された場合は、その状況に応じてＡＤＨＤ向けの薬物治療（例：アトモキセチンなど）を受け、注意散漫に関連した特性を減弱させる必要性があります。

ＡＤＨＤの薬物治療に用いられる薬剤としては、

・アトモキセチン（非中枢神経刺激薬）［商品名：ストラテラ］
・メチルフェニデート（中枢神経刺激薬）［商品名：コンサータ］

がありますが、最近ではグアンファシン（商品名：インチュニブ）などの薬剤が大人でも使用できる許可が出ました。いずれ近い将来、さまざまな薬剤が日本でも使えるようになり、治療上有益になると考えられます。

なお、薬剤の場合、患者さんごとに個体差がありますので、どの薬剤が適しているかどうかは、ひとつひとつ丹念に検索していくことが必要です。

心療内科などの受診結果によっては、会社と話し合いを持ち、ＡＤＨＤの特性を持ち合わせていたとしても勤務が可能な部署に異動するなどの環境調整が望ましいこともあります。しかしながら、会社によっては適当な部署がないなどの問題もあるので、会社が契約している産業医なども交えて、十分に協議することをお勧めします。

情報過多になる

37歳、女性、ベンチャー企業の社員

事務職員としての募集に応じ、事務作業を希望して入社した。ところが実際の業務は、とても小さな会社であるので、複数の仕事をいくつも同時にこなさないといけなかった。多少の複数要件ならば、働き始めて年数も経ったので、その慣れで対処してきた。しかし今回の案件は、やったことのない初めての業務であり、とても大変である。

関連するいろいろな情報を集めてはみたものの、どこから手をつけていいかがわからなくなってしまい、会社のなかで教えてくれる人もいない。

今は、気分の落ち込みや先行きの不安が強くなっていて、不眠も伴うようになってきた。

現代社会のように、いろいろなところからさまざまな多くの情報がイージーに集まる社会では、いかに情報を捨てるかが大切です。情報量が多すぎるので、どの情報が大切で、どの情報が必要ないかを見極める能力が非常に重要になっています。

情報を上手く捨てることができずに過剰に取り入れ過ぎると、あたかも栄養分を取り過ぎたときのような栄養過多になります。片付けや整理が適宜できる人はいいのですが、それができない人は、頭の中の情報は溢れかえります。どれも大切のように見えてしまって捨てることができないのです。

ネット社会である現代では、情報をより上手に捨てることが大切です。情報の渦に巻き込まれないように、情報の蟻地獄に落ち込まないようにすることは、生きづらさから脱却する重要なポイントになると思います。

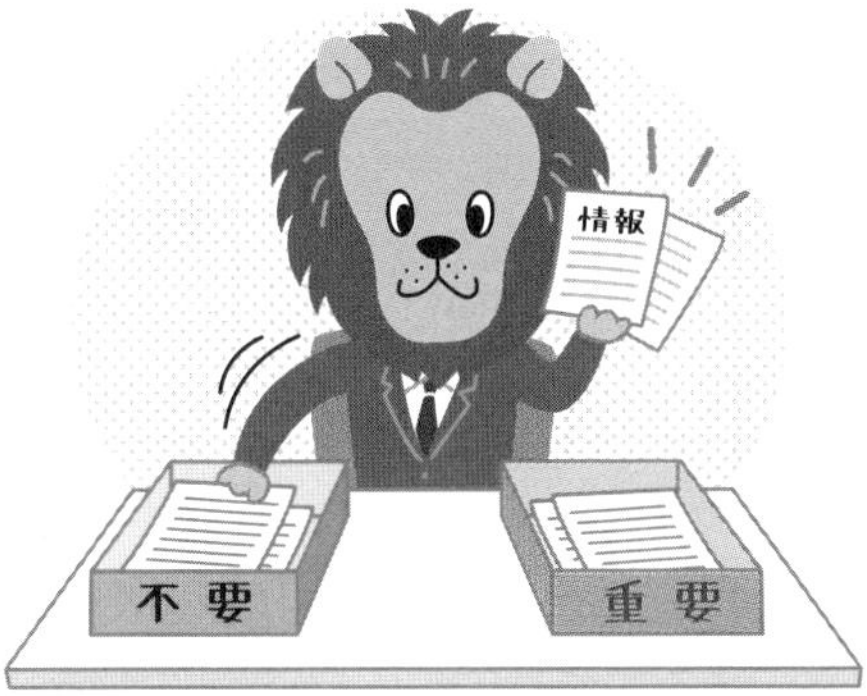

優先順位をつける必要がある職種もあれば、そうでない職種もある

例えば、翻訳家やそれに似た職種の人たちは、仕事の特性上、仕事をより均一化して行うことが求められます。強弱や緩急などのメリハリを自分勝手につけてはいけないように思います。

これに対して、書籍などの編集者やテレビ番組制作者は、多くの情報から必要なものを無駄なくチョイスする能力が必要です。つまり、前者はＡＤＨＤの特性である「優先順位が付けられない」「強弱が付けられない」などの特徴を持っているほうが好ましく、後者の人は瞬間的に強弱をつける状況判断能力が強く求められます。

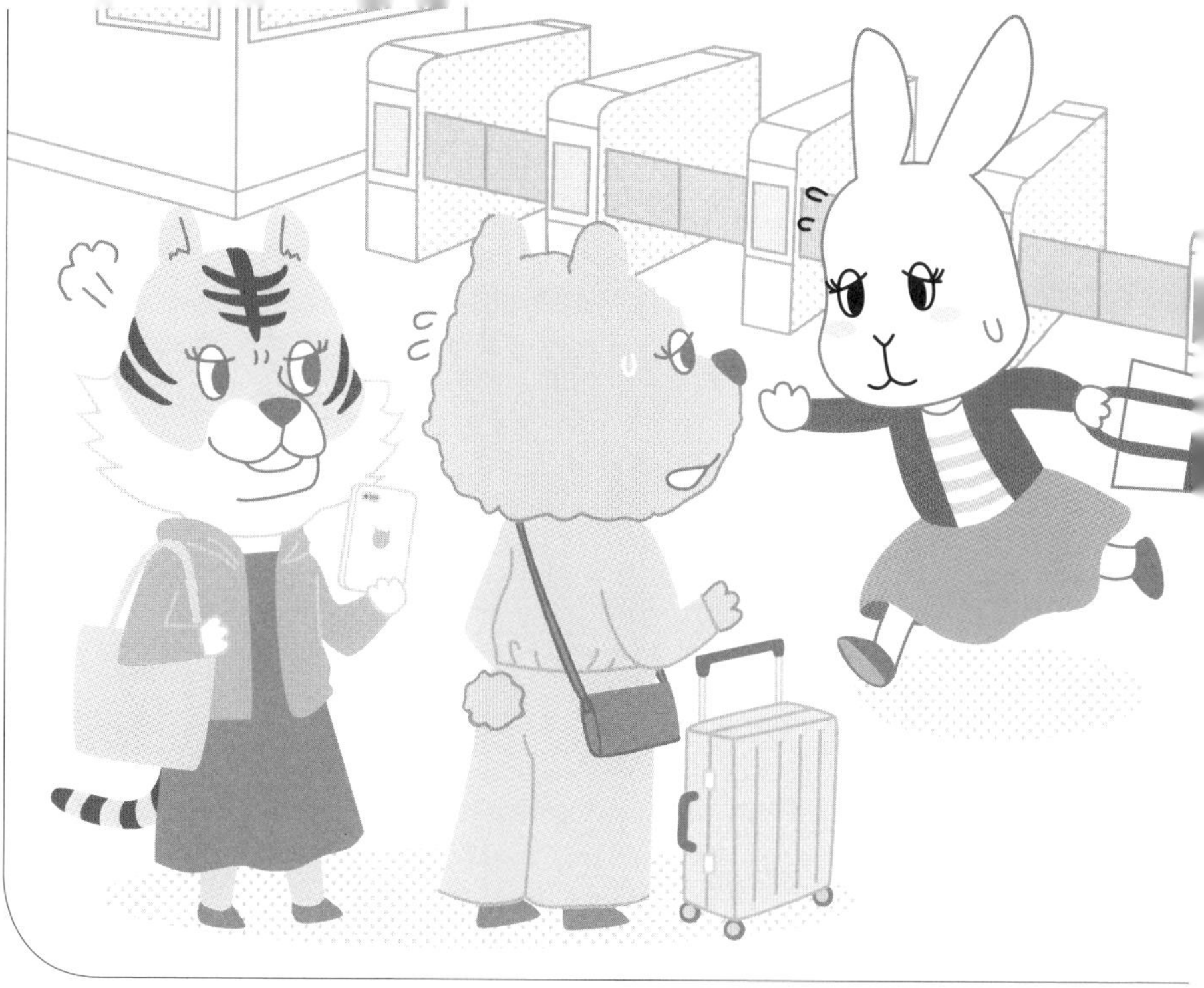

時間の管理ができない

18歳、女性、高校3年生

小学生のころから、学校では頻繁に遅刻を繰り返していた。両親からは「どうしてそんなにだらしないの？　女の子でしょ」と叱られる。

故意に遅刻をしているのではなかった。今度こそ遅刻しないように、朝早く起きるが、時間の見積もりがとても下手で、さあ出かけようというときに、別の用事を思い出す。さらに悪いことに「まだ時間があるから大丈夫かも？」と思って、ほかのことに注意がそれてしまい、気がついたときは、「もう間に合わない…」、今日も遅刻？」の状態が続いている。

これはＡＤＨＤの注意散漫のなかの典型的な特性のひとつです。

この事例のように、あと30分で家を出れば、遅刻しないで約束の場所に行く電車に乗れるとします。準備万端で今日は遅刻しないですみそうであっても、直前になって別のことが気になり、そちらに神経が集中して時が経つのを忘れてしまい、気がついたときは間に合わないというパターンが少なくありません。

つまり、注意が何かの拍子でそれてしまい、そこに過集中して周囲が見えなくなり、遅刻してしまうのです。これは、本人が十分にわかっていたとしても注意がそれてしまうことも多いので、非常にやっかいな症状です。

ところが面白い現象として、自分が大好きな要件であれば、全然遅刻しないことも少なくありません。今から大好きなことが待っているという嬉しさのあまり、注意がそれほどひどくそれないのです。

自分のやりたいことは全然遅刻しないのに、そうでない場合は遅刻ばかりするので、周囲の人たちからすれば、意図的にやっていると誤解されることもあります。

学生時代はまだ許してもらえるのですが、社会人になれば、信用をなくしてしまう恐れがあります。学費を支払うクライアントの立場と、サラリーをもらう立場は違うのです。結果として、うつ状態や適応障害を引き起こすこともあります。

対策と工夫

このようなケースでの対策や工夫としては、

1）家族が協力して、注意がそれたとしても、それた注意を戻すように何度も声かけをする。

2）前日にすべての準備を終わらせ、当日準備することは極力ないという習慣を身につける。などがあります。

3）時計を早く進めておくなど、注意が多少それてもいいくらいの時間的な余裕をもてるようにする。

4）アラームを設定し、注意がそれてもアラームの音で、今度はそちらに注意がそれるようにする。

といった方法もあるでしょう。

治療

治療としては、やはりＡＤＨＤ用の薬物治療を一度試す必要があるので、精神科や心療内科の専門医への受診をお勧めします。

ＡＤＨＤでは、薬物治療の適応になることはしばしばあります。上手く薬剤が奏功すれば、注意がそれることが減り、時間のマネージメントが楽に行えるようになります。どこまで薬物治療が効果的であるのか個人差はありますが、何もしないで待っていても先に進むことができません。

マルチタスクが苦手

25歳、男性、経理事務

ある得意な分野の事務仕事ならば、ほぼ完全にこなすことができるのだが、周囲は「いろいろなことができる」と勘違いをしているのか、次から次へと全然畑の違う仕事も依頼してくる。

ところが、同時にいくつもの異なる仕事を抱え、処理しきれなくなっている。

注意がそれやすい人は、総じてマルチタスクが苦手です。

マルチタスクが得意な人のように見えても、実はひとつひとつ丁寧にこなさないと、それこそケアレスミスが出てきます。マルチタスクが得意な人は、たとえ注意が少しそれたとしても修正能力にとても長けていて、同時に二つのことができるのです。

注意がそれやすい人は、なんらかの聴覚刺激、視覚刺激などのさまざまな刺激に反応しやすく、それに反応してしまうと先に何をやっていたかを忘れてしまいがちです。

注意すべき点

マルチタスクが苦手というのは発達障害の特性のひとつであり、ＡＤＨＤの注意散漫と密接な関連性を持っていることは確かです。しかし、このような特性はＡＳＤ（自閉症スペクトラム障害）にみられることもあれば、ＡＳＤとＡＤＨＤの併存例にみられることもあります。ＡＤＨＤのみではなく、他の発達障害でも十分に起こり得る特性のひとつです。

だからと言って、マルチタスクが得意であるかどうかで、発達障害の可能性を否定することはできません。人間、あるひとつのことに慣れてくると、注意が多少それたとしても、もうひとつ別のことができることもあります。

マルチタスクが苦手というのも発達障害の特性のひとつであることを知っておくことが大切です。

さまざまな刺激を遮断する

外資系企業でよくあるように、さまざまな視覚刺激が入らないように、パーテーションで仕切っていたほうが仕事をやりやすい人もいるでしょう。日本の企業では、パーテーションで個々を仕切っている会社は少ないので、より視覚刺激が入りやすくなります。

おもしろいのは、ハワイアンエアラインズのビジネスクラスです。多くの航空会社のビジネスクラスでは個室のような感じで、周囲の人たちと接しなくていいようにデザインされる傾向にあります。しかし、ハワイアンエアラインズはビジネスクラスであっても、機内前方をすべて見渡せるようになっていて、開放感があります。ハワイアンのように陽気で、壁で仕切る文化が希薄な社会で育つと、注意のそれ方にも違いが生じるのかもしれません。

聴覚刺激を減らすために、イヤホーンで音を遮断している人もいます。詳しくはＡＳＤの感覚過敏の項目で、さらに詳細に説明します。

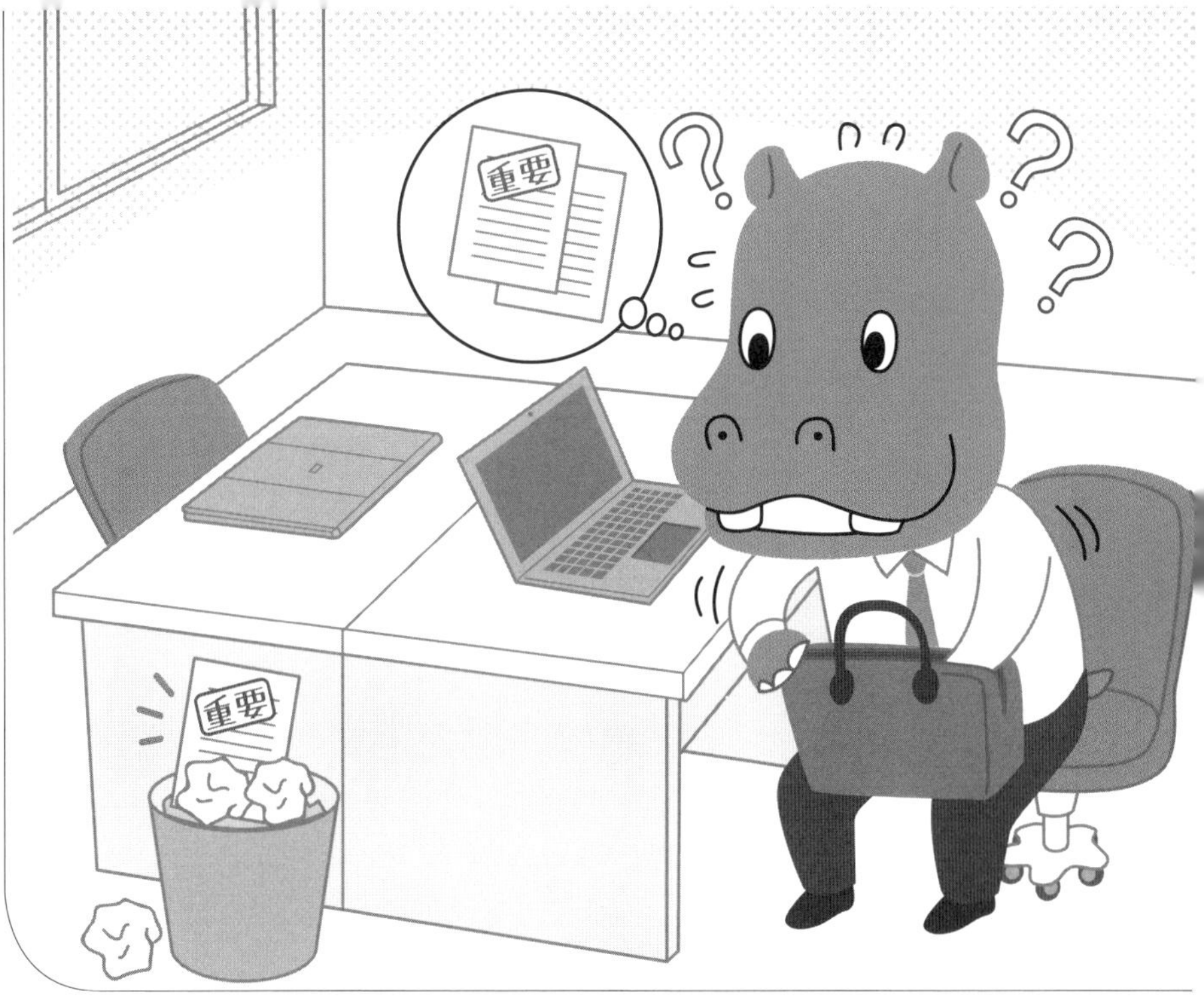

A：不注意 その2 すぐに忘れる

物を失くす、置き忘れる

28歳、男性、会社員

ある会社の営業事務をしているが、一週間ほど前にもらった書類を無意識にどこかに置いてしまった。今探しているのだが、何かの書類に混ざってしまったのか、間違えてシュレッダーにかけてしまったのか、いくら探してもみつからない。

入社して5年になるのだが、物を失くしたり、どこかに置き忘れたりすることが多く、いつも上司に叱られている。なかには大切な重要種類もあり、始末書を書かされたこともあった。

インターネットでADHDという言葉を初めて知り、検索していると自分に該当する項目がたくさんあったと言っている。


発達障害の注意散漫のなかでも、ADHDの最たる特性のひとつです。

例えば、メガネであれば、失くさないようにするために置く場所を決めておき、それ以外の場所には置かないように徹底することが大切です。

しかしながら、人間、慌ててしまうと無意識に物をあちこちに置いてしまう特性を持っています。ADHDの特性を持っていない人であっても、焦ってしまってパニックになると、頭ではわかっていても、知らず知らずのうちに物をどこかに置き、別の作業に取りかかることがあります。

ADHDの場合、その頻度がとても高いのです。このようなことが頻繁になると上司の目にも留まり、不注意や注意散漫であると指摘されることになりがちです。

これも〈注意がそれる〉に近い特性です。

対策と工夫

工夫としては、物を置く場所はしっかりと決めておき、それ以外の場所には重要書類などは絶対に置かない。さらに、使ったあとは必ず元の場所に片付けるという自分のなかでの取決めを徹底しないといけません。

また今は、鍵や財布など大事な持ち物にキーホルダー型やステッカー型の電子タグを付けて、見当たらないときにスマホのアプリと連動してブザーを鳴らすといった便利なシステムもあります。非常に重要な書類であれば、電子タグと一緒に封筒などに入れておくのもよいかもしれません。

治療

治療としては、このような特性に関しても薬物治療は有効で、注意がそれたとしても、一時記憶が容易に消えなくなり、その特性が改善されます。

高齢者の認知症にみられる短期記憶の障害とよく似ていますが、生物学的には、ＡＤＨＤによる注意散漫と認知症による短期記憶の障害は、異なる作用機序で生じます。

さっき聞いたことを忘れる

21歳、女性、大学生

飲食店でアルバイトをしているが、受けた注文を間違えてしまって、別の料理を出してしまう。「自分では、さっき聞いたはずなのに?」と首をかしげてしまう。あまりにも間違いが多く、店長は怒り心頭。

肝心の大学でも、同様のことが頻繁に起きている。友人から「ADHDじゃないの?」と指摘され、心療内科の受診を促された。

これもまた、ADHDの注意散漫に関連した行動特性のひとつです。

記憶の一時保存ができないがゆえに、その場では記憶していますが、脳から聞いたはずの記憶が消えていき、やがてなくなります。結果として、

「そんなこと聞いていないです」

「一週間前に口頭で言ったよ…。忘れたの?」

という会話になります。

対策と工夫

対策としては、口頭ではなく、メールなどの記録に残るような形で指示を出してもらうことが大切です。しかしながら、飲食店などの職種にもよりますが、そうもいかない場合もあります。いずれにしても聴覚的な刺激では記憶から消えていくので、視覚機能をフル活用し、たとえ忘れたとしてもメモなどで記録されていれば、その記録を確認することで防ぐことができます。

ＡＤＨＤの特性を持っていなくても、口頭による指示伝達ではこの種の行き違いが起きやすくなります。それぞれの状況に即したやり方で、工夫をしていく必要があります。

治療

このような特性に対しても、薬物治療の適応となりますので、薬剤を上手に使うことも大切です。

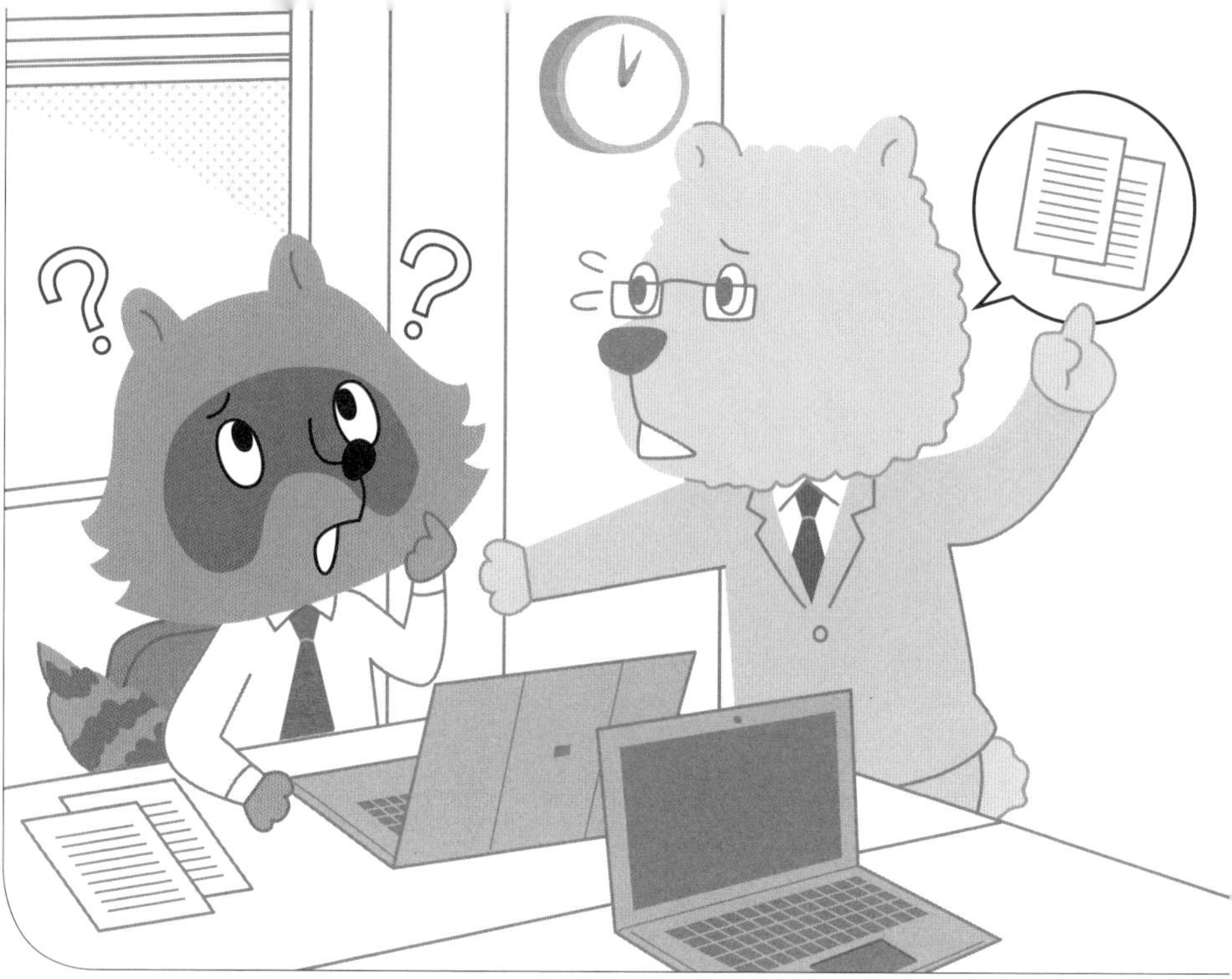

依頼や指示を忘れる

20歳、女性、会社員

高校を卒業後、今の職場で働いているが、依頼や指示をすぐに忘れてしまって、しばらくしてから先輩に催促されても思い出すことができない。

周囲からは、「何度言えば覚えるの？」「どうして忘れるの？」と叱られている。

周囲の人たちから何らかの指示や依頼をされると、通常は覚えています。忘れないように、間違いがないようにするためにも、メモを取ることもあるかもしれません。前項目の「さっき聞いたことを忘れる」とほぼ同じ状況です。

聴覚的に聞いた指示や依頼はその瞬間は覚えていたとしても、すぐに頭から消えて、なくなってしまいます。本人は覚えていたつもりでも消えてなくなるのです。ひどいときは、依頼や指示の内容のみならず、依頼や指示があったことさえも忘れてしまいます。周囲の人たちは「間違いなく言ったはずなのに、どうして覚えていないのだろう…」と首をかしげます。一度ならまだいいのですが、二度、三度と続くと信用を落としてしまいます。

コンビニで買い物をしたが、家に帰ると買った物が半分くらいしか残っていません。ビニール袋が破れて、その隙間から帰宅途中に落としたようなものです。

対策と工夫

対策としては、前の項目と同じです。

周囲の人たちは、口頭ではなくメールなどの記録に残るような形で、依頼や指示を出す必要があります。形に残るような方法で依頼や指示を出せば、本人も忘れた事実に気づきやすくなります。

治療

これもＡＤＨＤへの薬物治療が必要です。

通常の対策や工夫では対処しきれないことでも、薬物治療で対処が可能になることがしばしばあります。一歩でも前進できるように、トータルな治療が望まれます。

ケアレスミスが多い

29歳、女性、医療事務

仕事をマニュアル通りにやっているうちはよいのだが、少しマニュアルからそれたことを依頼されると注意が行き届かないせいか、すぐにケアレスミスを連発する。先輩たちの罵声を浴びることもあり、ミスを繰り返す自分が情けなくなる。

ケアレスミスなどの不注意は、ＡＤＨＤの特性の典型的なものです。

ＡＤＨＤの不注意の特性があると、どうしてもケアレスミスが多くなります。信じられないような簡単なミスを起こすこともあります。先ほどの失くしものや置き忘れ、さっき聞いたことを忘れてしまう、注意がそれるといった傾向などを考えれば、ケアレスミスが多くなるのは当然のことのように思います。

これらはいずれも連動性のある不注意の特性であることが少なくありません。

ところが、せっかちで性急な性格の人もまたケアレスミスが多いのも事実です。そのほかに、上司がたまたま性急な人で、仕事を急がされてせかされたりすると、慌ててしまい、ケアレスミスが生じやすくなることもあります。

対策と工夫

対策としては、ひとつのケアレスミスを引きずらないことです。誰でもケアレスミスはあります。慌ててしまってパニックになり、ひとつのケアレスミスが連鎖反応を起こし、連続的にケアレスミスが発生するのを防ぐことが大切です。

スポーツにたとえれば、野球でもサッカーでも同じです。1点を失っても慌てずに、大量失点さえしなければ、十分に逆転の可能性が残ります。ところが、ひとつのケアレスミスでパニックに陥り、大量失点しまうと逆転は極めて難しくなります。

冷静に…、慌てずに…とさえ注意すれば、それだけで特性の半分は解決します。

治療

これも薬物治療の適応です。

ただし、ケアレスミスの原因を十分に特定することが大切です。意味のない方向性を間違えた薬物治療は避ける必要があります。

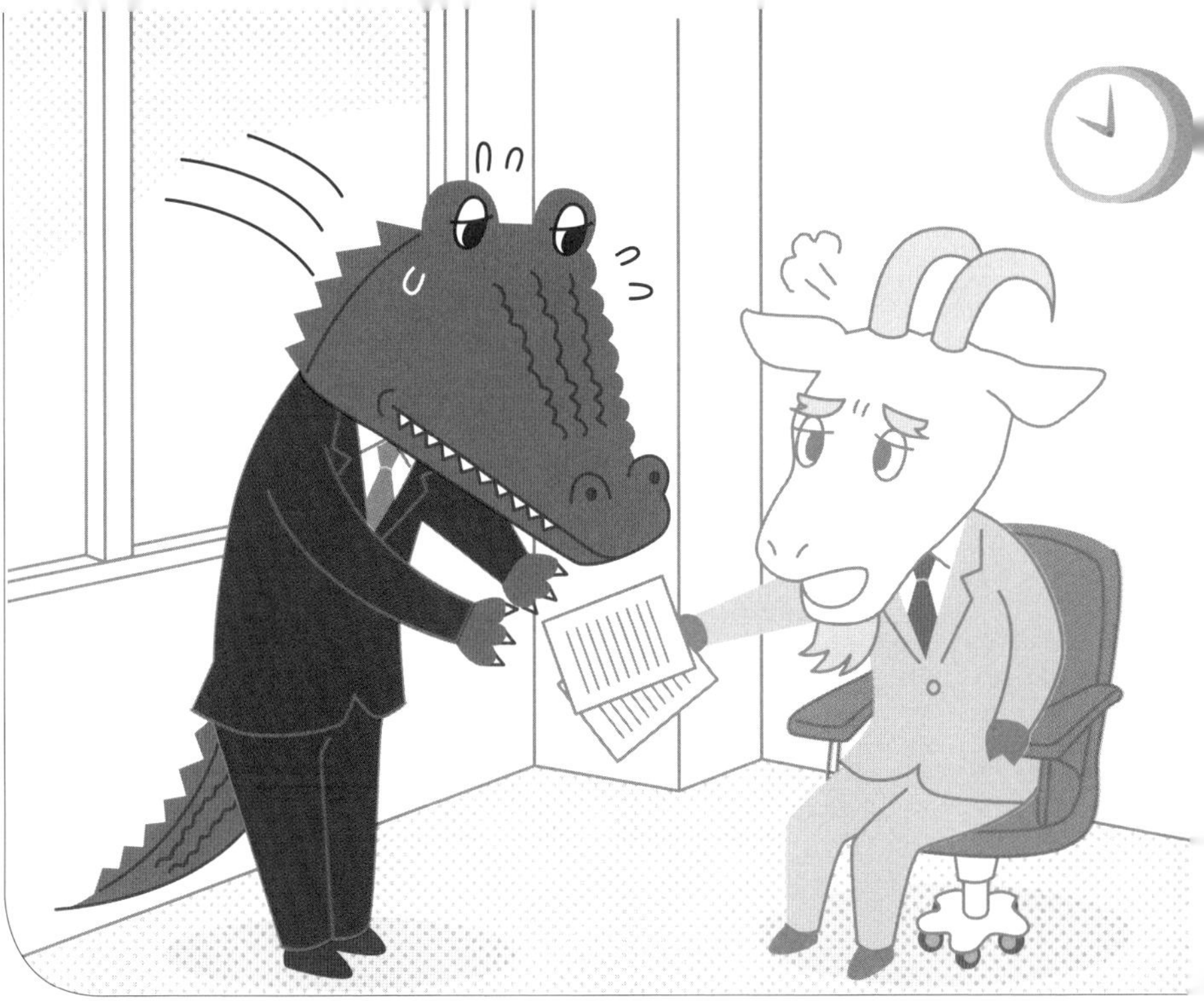

同じ注意を何度も受ける

32歳、男性、銀行員

入行して10年になるが、過去10年間、上司から些細なミスについて再三再四指摘され続けてきた。彼は「いつも僕ばかり…」「周りはミスをしないからすごい…」と思っていたそうだが、同じミスを繰り返しては叱られるというパターンが続いている。

それ以外にも原因は多岐に及ぶのだが、同期入社はとっくに出世している。最近は「自分は馘《くび》にならないだけいいのかもしれない」と思うようになってきた。

小さなケアレスミスは誰でもします。その回数が少なければ目立ちませんが、多いととてもよく目立ちます。そうなるとADHDの特性のひとつである注意散漫が存在する可能性を疑わないといけません。

ケアレスミスをしたり、物を失くしたりすることがあると、職場の上司から注意を受けます。その場で十分に注意の内容を理解したとしても、ADHDの特性である一時保存ができないという欠点が修正されない限り、ケアレスミスは続きます。結果として、上司は同じ注意を何度も繰り返します。

何度も注意を繰り返す上司も大変ですが、「またやっちゃった…」と自分の不注意に、自分自身が呆れてしまうことがあります。そうなると自信を失い、自尊心はますます低下します。

対策と工夫、治療

対策としては、これまでと同様に薬物治療が必要といえます。また、ミスを起こしやすい状況を把握、分析し、どうすればミスを回避できるのかを考えてみましょう。例えば、「タスクリストを作成してデスク周りの目につくところに貼ってみる」、「書類などは同僚や上司にダブルチェックをお願いする」などの対策が有効な場合もあります。

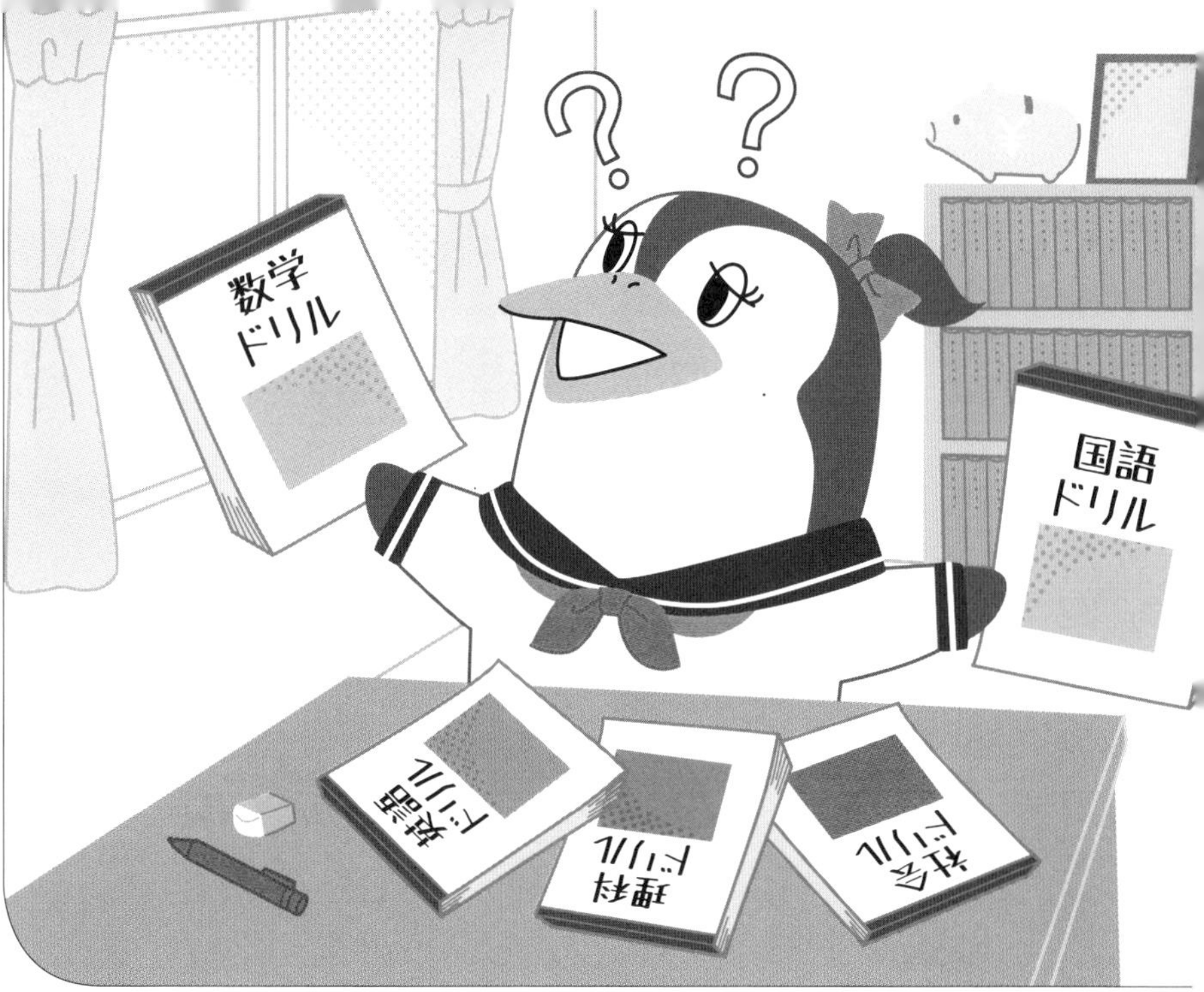

A：不注意　その3　切り捨てられない

優先順位がつけられない

23歳、女性、社会人一年目

彼女は、ものごとに関して優先順位をつけることができない。母親から「こちらのほうが大切だから、こっちからやって…」と言われ、その意味も十分にわからないまま、指示通り機械のように動いてきた。

「どうして優先順位をつけられないのだろう？」と自分自身に問いただしても答えは出ない。どうすればいいのだろうか？

すでに述べたように、優先順位がつけられないこともADHDの特性のひとつです。

どれが重要で、どれが重要でないかがわかっていれば、先に易しいことをさっさと終わらせて、勢いをつけてメインの作業に取りかかることができます。いきなり重要な箇所に取り組み、そこで詰まってしまうと、残った易しい箇所でもミスが生じないとも限らないからです。受験の場合、上手に試験問題の優先順位をつけて、時間配分も考慮しながら取り組むことができるかどうかが重要で、そうすればケアレスミスを防ぎながら、情緒面を安定させることができます。

優先順位をつけるのが苦手な人が、上手く優先順位をつけることができるようになれば、試験の成績は飛躍的に伸びる可能性があります。仕事では、あたふたしないで無駄のない時間の使い方ができて、要領を得た手際のよい人になれます。

例えば、外国語の翻訳の仕事をしている人は、自分の好みでもって、この部分は細かく、別の箇所はラフに翻訳するといったことは許されません。どの箇所であっても、均質性を保って翻訳しないといけません。主観を入れずに、客観的に均一に行うことが求められます。これに対して、出版関係の編集者やテレビ番組などの制作者では、思い切って切り捨てることが必要です。まず、優先順位を明確につけて、内容の強弱をつける能力が不可欠です。

優先順位をつけるのが得意ではない人は、このような均質性を求められる職種が合い、逆に優先順位をつけることが得意な人は、切り捨てることが求められる職種が合うように思います。

対策と工夫、治療

対策としては、普段から優先順位を付ける、要領よく物事をこなす訓練を行うことが必要です。もちろん、薬物治療の適応にもなります。

片付けができない、不要なものを捨てることができない

50歳、女性、主婦

片付けができない、不要なものを捨てることができないなど、整理整頓が全然できないと訴える。小さいころは、学校への提出物を出せないなどといったことが頻繁にあった。しかし両親は、彼女が子どものころは「まだ子どもなので、大目に見ていた」と言う。

現在、自宅は「ゴミ屋敷」状態であり、家族のみならず周囲にいる知人や友人たちも手がつけられずに驚いている。

物事に強弱をつけるのが得意な人は、不要なものを切り捨て、必要なもののみを抽出することが得意です。

短い時間で正確に、必要かどうかの判断を求められることも得意です。例えば、国語の試験問題で、この文章を何字以内で要約しなさいという問題を出されたようなものです。ある膨大なデータからエッセンスのみを抜き出す作業に似ています。

これに対して、すべてが同じように重要に見える場合、強弱をつけるのが苦手な人は、不要なものを捨てることができないので、結果として、整理整頓や片付けができなくなります。郊外の大きな家で生活する場合は、多少散らかっていたとしても何とかなるかもしれませんが、都心などで生活する場合は、不要なものを次から次へと処分して捨てないことには、生活する空間が狭くなります。

大きな誤り

このようなケースは、ＡＤＨＤに関するほとんどの本に書かれている代表的な特性です。心療内科などのクリニックにやって来られる人のなかに、「私は整理が苦手で、机の上がいつも散らかっています」「ＡＤＨＤでしょうか?」と言ってくる方がいます。

精神医療も実はマニュアル化産業のひとつです。若い精神科医や、発達障害の専門医ではない精神科医のなかには、このような症例について、「それはＡＤＨＤという病気の可能性があります」「さきほどやっていただいたＡＤＨＤのチェックリストの結果を見ていると、このようにその可能性が疑われます。お薬である程度は良くなりますから服薬してみてください…」という精神科医がいます。

ある可能性

ごく普通の「うつ状態」や「うつ病」では、何もやる気がしなくなり、整理整頓ができなくなることがあります。ほかの心の病でも同様のことは十分に起きます。人によっては、ひとり暮らしで、仕事で疲れ切って帰宅し、片付けさえもできないほど疲れていることもあるかもしれません。整理整頓好きで几帳面な性格の日本人には、打ってつけのチェック項目ですが、気をつけないと誤って判断しています。

それがいつごろから出てきた特性なのかもとても重要ですが、ひとり暮らしを始める前に、実家で生活している時は、片付けを母親がやってくれていたからそう強く目立たなかった可能性も考えられます。つまり、過去の経験があまり参考にならないかもしれません。いずれにしても、診断には細心の注意が求められます。

専門医のチェックポイント

実は、整理整頓ができるかどうかはそれほど重要ではありません。表面化している特性のみで判断することのほうがむしろ非常に危険です。

重要な点は、覚えておかないといけない数々の情報を、頭の中のどこに保存しているのかを、ちゃんと整理できているかどうかです。パソコンでいえば、今聞いたことをパソコンに一時保存します。しかし、パソコン内での保存先を忘れしまって、それを引っ張り出すことが瞬時にできなければ意味がありません。つまり、フォルダーごとに細かく整理し、時間をかけずに瞬

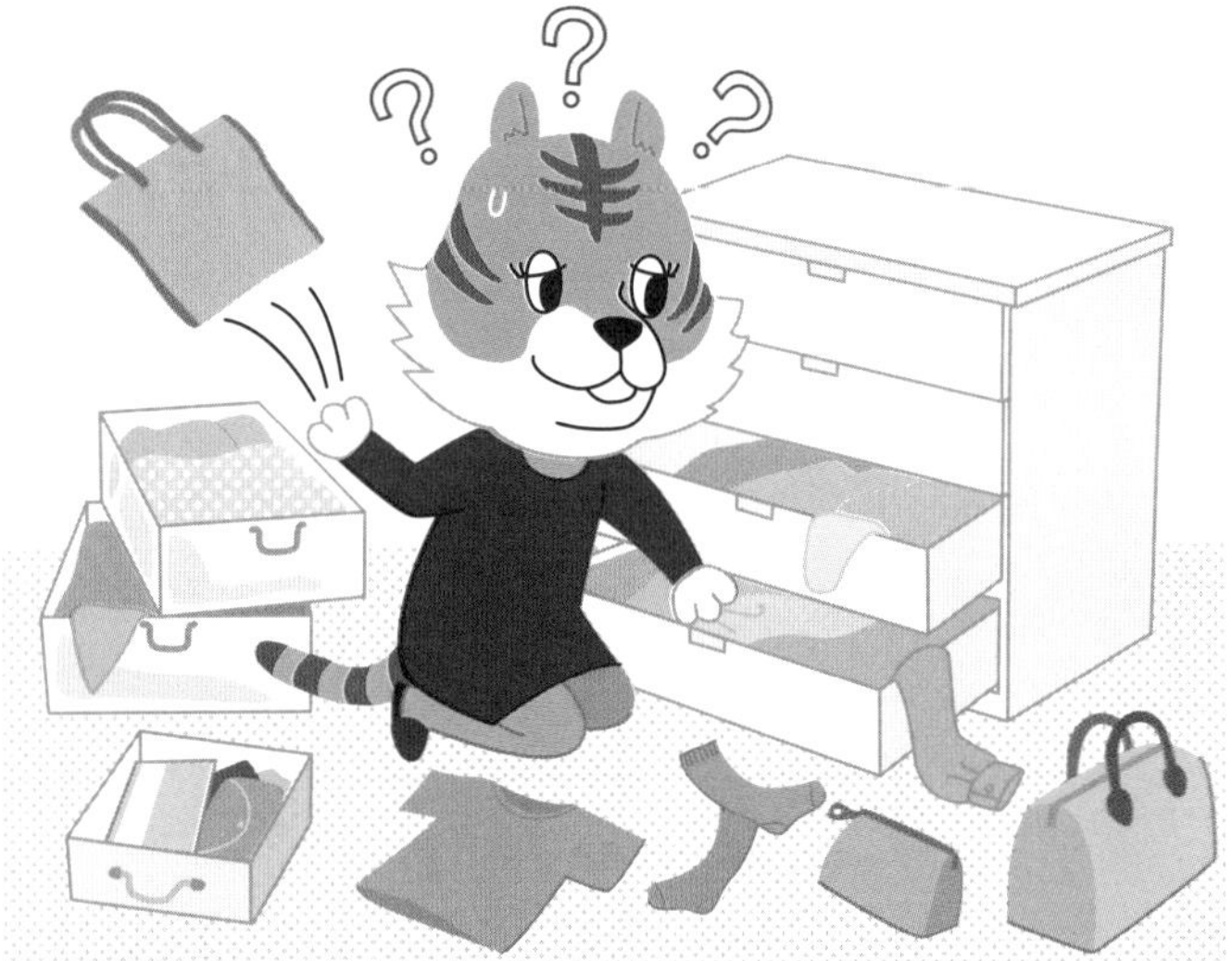

間的に引き出すことができるかどうか、そのような機能を持っているかどうかが生命線です。

そのような整理整頓が脳の中できちんと正確に行われてさえいれば、机の上が多少整理整頓できていなくても、そう大きな問題はありません。見方を変えれば、表面上の見栄えだけがとても良くて、整理整頓ができているように見えても、その中身が伴っていなければ意味がありません。

大昔、ある総合病院に、表面上は整理整頓が上手に見える先生がいました。しかしながら、実際の整理整頓は全然できていませんでした。その人は、視覚的に見えないように、物をある場所に詰め込み、あたかも整理整頓ができているようにしていただけでした。視覚的な整理整頓も重要ですが、それだけでは困ります。最も重要な点は、どこに何が置かれているかが頭の中で整理されていて、時間をかけずに引き出せるかどうかにかかっているように思います。

判で押したような対策

マルチタスクが苦手という人も大勢います。あるひとつのタスクならできます。とくに興味や関心の持てる中身であれば大歓迎といった傾向です。ここまではＡＤＨＤの特性として、大抵の本に判で押したように書かれています。

好きなことなら時を忘れて、延々とはまってしまってやり続けるという特性です。見方を変えれば、好きなことであれば過集中してしまう特性です。この特性を上手く利用すれば、他人よりも秀でることができるので、趣味が職業になることもあれば、そのことで一生食べていくのに困らないレベルのプロフェッショナルな水準にまで至るかもしれません。

しかしながら、その対象がゲームであったり、スマホであったり、ギャンブルであったり、アルコールであったり、あるいは他の薬物などであったりすることもあります。しかも、「一度はまるとなかなか抜け出せない」のです。これも解説書の記述によく出てくるフレーズのひとつでしょう。

プロフェッショナルの眼

マルチタスクの典型的なものとして、自動車の運転があります。自動車の運転では、足によるブレーキとアクセルの操作、手によるハンドルさばき、目を使った安全確認の3つのマルチタスクが求められます。発達の凹凸が小さい場合は、車の運転は容易です。ところが、凹凸の大きすぎる人の中には、車のマルチタスクでさえも苦手なことがあります。

ではどうするか？

私の意見としては、マルチをシングルに置換することです。

わかりやすくいえば、足の操作だけを徹底的に行い、手と目の操作を中止します。条件反射的に足が動くようになるまで、足の操作を徹底的に練習します。それと同様に、足と目の操作を一切しないで、一定期間、ハンドルの手の操作のみを練習します。つまり、同時にトリプルタスクをやろうとしないことが最も重要です。シングルタスクを徹底的にやり、反射的に身体が動くようになれば、ＡＤＨＤのように聴覚刺激（電話音、話しかけられるなど）や視覚刺激（視界に何かが入ってくる）があって、たとえ注意がそれたとしても、ある程度は対応できるようになるのです。

聴覚の情報処理がとても得意ですが、視覚の情報処理が苦手な人は大勢います。そういう人が学生時代、板書したものをノートに取ることに集中すると、せっかくの得意な聴覚が死んでしまいます。そういう人は、ノートを一切取らずに目をつぶって、聞くことだけに集中するとよい場合があります。昔の座頭市（盲目の侠客）のようなものです。ある感覚をブロックすると、得意な感覚がより研ぎ澄まされることがあります。

A：不注意　その4　頭の動きが止まる

ボーッとしていると言われる

29歳、男性、会社員

入社して7年になるが、直属の上司が、口うるさい神経質な性格の人に変わった。彼は別に居眠りなどはしていないのに「眠っている」、少し息抜きをしているだけなのに「ボーッとしているけど、仕事はできているの？」などと四六時中注意を受けるようになった。自分ではそういう気持ちはないのだが、周囲の人たちには、彼はいつもボーッとしているように映るみたいだ。

仕事中に居眠りをしていて、周囲の人にその現場を目撃されて指摘されたときに、自分では居眠りなどしていないように感じる人がいます。居眠りをしている自分を的確に判断できればいいのですが、簡単なことのようで、これが意外と難しいものなのです。ボーッとしていることを指摘された場合でも、同様のことがいえます。

これもＡＤＨＤの典型的な特性のひとつです。とくに興味関心の薄いことをしているときに生じやすい特性です。わかりやすくいえば、脳の働きが一時的にスローになり、場合によっては止まってしまいます。

比喩的にいえば、サッカーやバスケットボールのようなスポーツの試合中に、足が止まってしまうようなものです。絶えず動くことを前提として、足を止めることが許されないスポーツではとても目立ちます。ひとりが退場になり、数的不利になってしまっているようなものです。

対策と工夫、治療

このような場合では、対策として薬物治療が絶対的に必要と思われる事例が多数を占めます。発達障害のなかでも、ＡＤＨＤに関しては薬物治療が効果を現すことが多いものです。ＡＤＨＤの特性には、ドーパミンやノルアドレナリンという神経伝達物質が関わっていると考えられ、「アトモキセチン（商品名：ストラテラ）」、「メチルフェニデート（商品名：コンサータ）」、「グアンファシン（商品名：インチュニブ）」といったドーパミンやアドレナリンのシステムを整える作用のある抗ＡＤＨＤ薬を用いることで、集中できるようになることがあります。

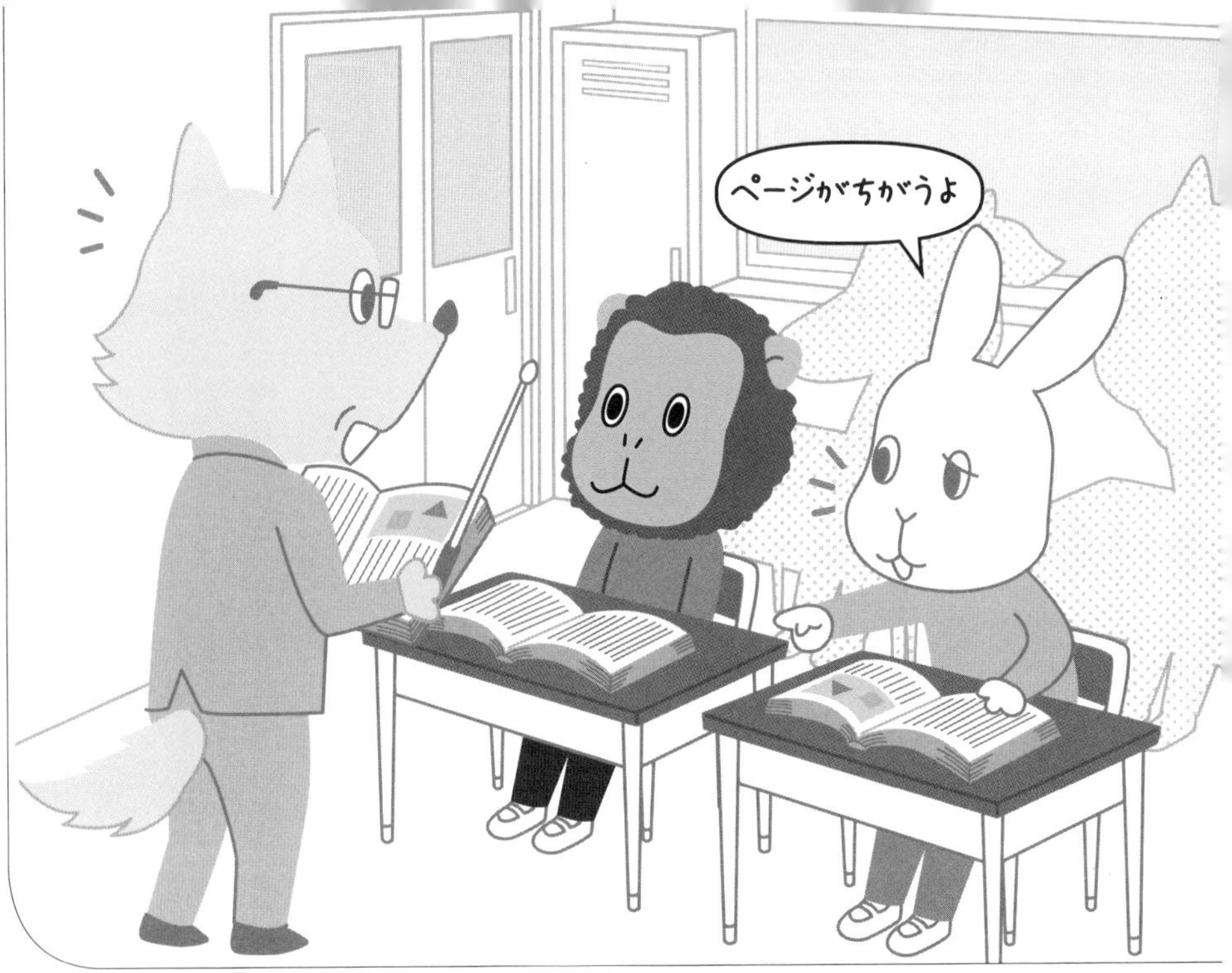

すぐに時間が過ぎ去ってしまう

8歳、女子、小学3年生

学校の授業中に先生の質問が理解できたときは「はーい」と元気よく手を挙げて答えるようになっている。しかし、彼女の成績はあまり芳しくなく、母親は家庭教師をつけるなどして努力を促している。だが、その場はわかったとしても、試験のときには全部忘れてしまっていて、いい結果を残せない。

ある授業の時に、ものすごく冴えていたのか、勢いよく手を挙げて自信を持って答えたのだが、周囲の同級生はクスクス笑っている。先生は不思議そうな顔をしている。彼女はひとつ前の質問に答えていたのだった。周囲が

先に進んでいたことにさえも気がつかなかった。

これは、「ボーッとしていると言われる」と密接な関連性があります。ボーッとしていると、自分ではわからないかもしれませんが、頭の動きがスローになり、時間がどんどん過ぎているにも関わらず、体感している時間はとてもゆっくりとしています。そのために、自分としてはすぐに時間が過ぎ去っていると感じてしまいます。時間が過ぎ去っていることに気づいていないのです。

対策と工夫、治療

このようなケースでも、対策として薬物治療が絶対的に必要と思われる事例が多数を占めます。ＡＤＨＤの特性は先天的なもので消失することはありませんが、幼少期に発見され、治療や支援を受けられた人に比べて、そうでない人は適応が難しくなるケースもあります。早期の医療介入が重要です。

朝起きるのが苦手

21歳、男性、大学生

朝起きるのが小学生のころから苦手で、遅刻の常習犯であった。母親は働いているが、彼を起こしてから出社する。朝食の準備をしておくのだが、彼は二度寝をしていることが少なくない。

朝起きるのが苦手な人は少なくありません。女性ならば、低血圧や貧血などの身体的な原因を考えないといけないのですが、そのような原因がない場合、ＡＤＨＤの特性のひとつが存在する可能性も考慮する必要があります。

ＡＤＨＤでは脳全体がスローダウンし、

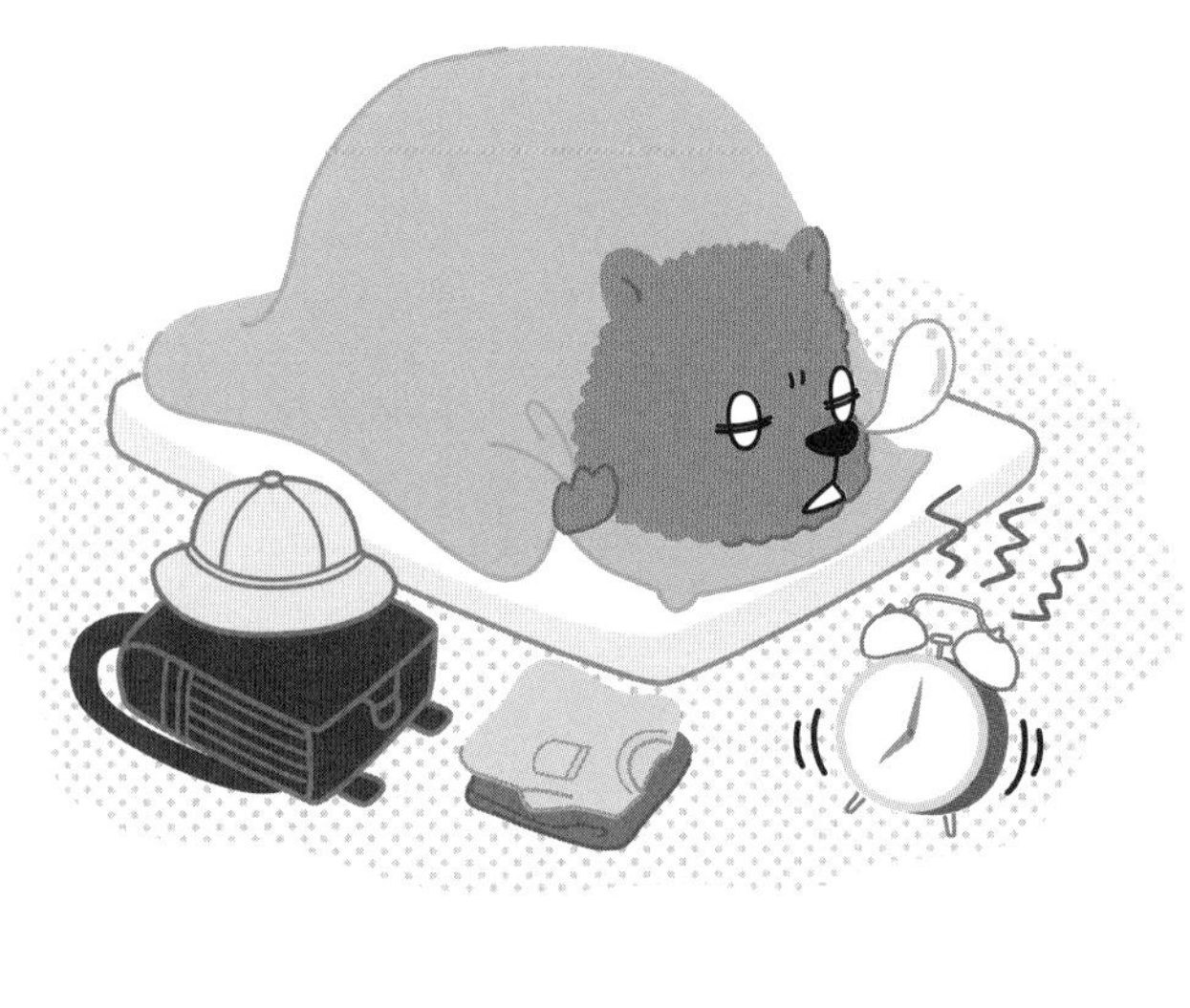

ボーッとすることが少なくありません。とくに一度寝てしまうと、朝に起きにくくなるのも特性のひとつです。

対策と工夫、治療

よくある間違いに、ナルコレプシーという過眠症と誤診され、いつまでたっても良くならないこともあります。

また、若い人や子どもに多いのですが、学校などでとても辛いことがあると、現実逃避として布団をかぶったまま起きてこないこともあるので、見極めが大切です。

このようなケースも、対策として薬物治療が絶対的に必要と思われる事例が多数です。

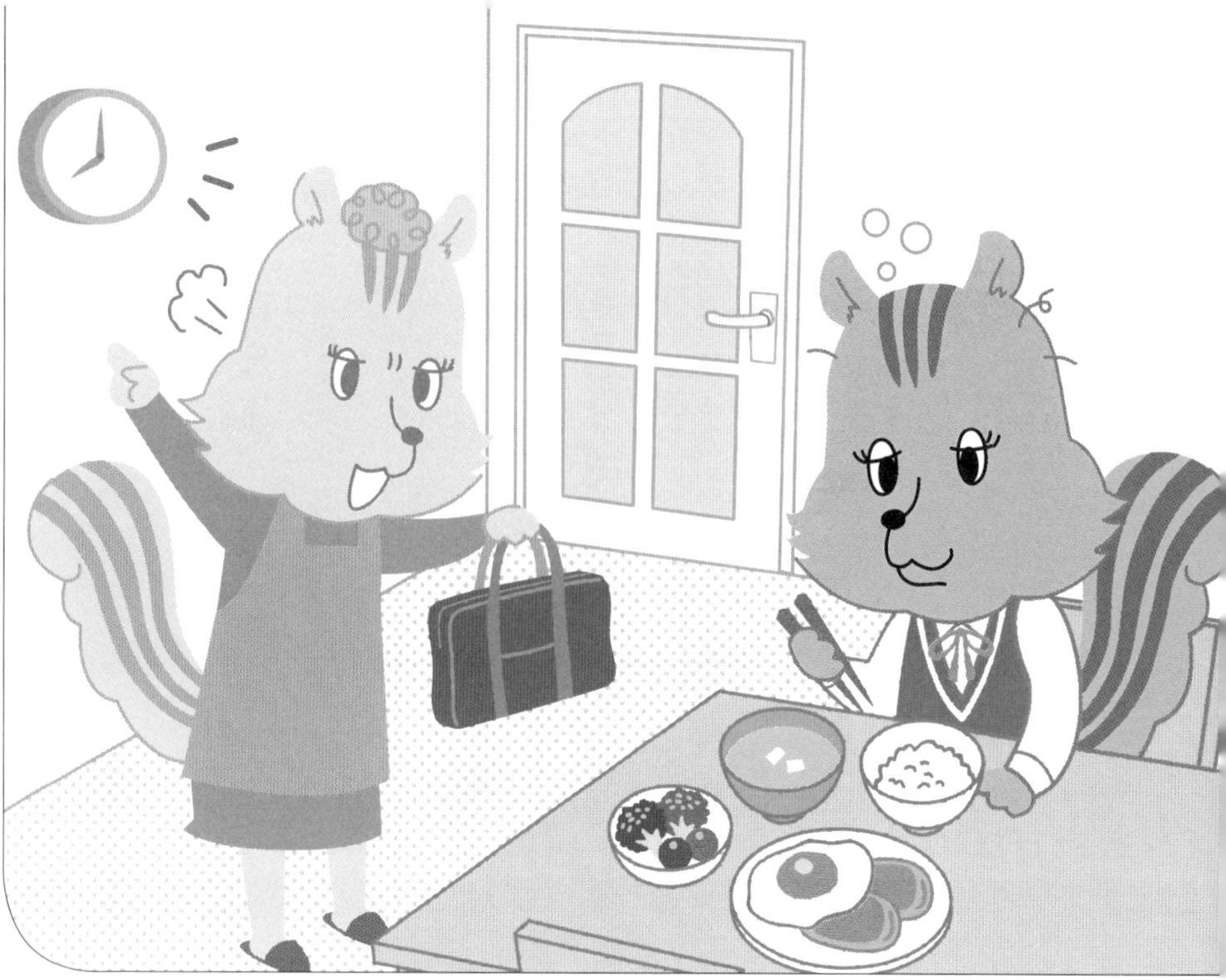

朝、起きてもエンジンのかかりが遅い

20歳、男性、大学浪人生。

一昨年、昨年と大学受験に失敗し、二浪となっている。現在は、予備校通いを続けてはいるが、予備校への登校さえも満足にできていない。

夜遅くまで起きている生活が習慣化している。たまたま早く寝ても、朝起きることはできない。起きても脳のスイッチが入らないのか、ボーッとした時間が何時間も続き、少しずつエンジンがかかってくる始末。成績は下がる一方で、両親はおかしいと考えて睡眠クリニックに連れていったが、異常はないと言われた。

夜型人間で、午後にならないとエンジンがかからない人は少なくありません。深酒で二日酔いする人にも多々みられるケースです。

ＡＤＨＤの特性として、エンジンがかかるまでにかなりの時間を要し、午後になってようやくすっきりしてくる人は大勢います。やはり、このようなサインにはＡＤＨＤを疑う必要性があります。

対策と工夫

対策としては、まずは早く寝るのが一番なのですが、勉強が忙しい受験生の場合、どうしても夜更かしする傾向があるので、余計に朝エンジンがかかりにくくなります。目覚まし時計を数個用意しても、二度寝することが少なくありません。

治療

薬物治療を行ったほうが賢明です。

朝すっきり起きて、すぐにエンジンがかかるのとかからないのとでは、違いは非常に大きく、雲泥の差になります。薬物治療で目覚めがすっきりするようになると、無駄のない快適な一日を送ることができるようになり、相乗効果が出て、勉強にもプラス作用をもたらすことが多いように思います。

A：不注意 その5 持続性がない

ものごとが長続きしない

46歳、女性、小さな会社の経営者

性格はワンマンであり、人の好き嫌いは激しい。若いうちは会社勤めをしていたが、激しい性格を会社の社風に合わせることに困難を感じていた。と同時に、何を担当しても、そのうちに飽きてしまい、別のことがしたくなってしまう。会社の設定している規則やルールにも常々疑問を抱き、窮屈な思いが募っていった。

それを契機に独立し、自ら小さな会社を起こし、自分のルールでやっている。

このようなケースもＡＤＨＤの特性のひとつです。

原因には、集中力が足りない、脳がスローダウンするなどが考えられます。今やっていることと以上に、興味や関心が湧くものが見つかると注意がそれてしまって、そちらに夢中になる傾向があります。

ただ注意しなければならないのは、うつ状態などとの鑑別です。うつ状態でも集中力がダウンしますが、その場合は何もやる気がなくなってしまいます。

十分な問診や精査を行い、両者の鑑別を行うことが欠かせません。もしかすると両方が併存している可能性もあります。ＡＤＨＤが基盤にあり、二次障害としてうつ状態を呈しやすいからです。

対策と工夫、治療

もしＡＤＨＤならば、ＡＤＨＤの治療を、うつ病によるものならばその対策を講じないといけません。併存している場合は、同時に並行して両方への治療的介入が必要になります。

対策としては、薬物治療が必要と思われる事例が多数です。

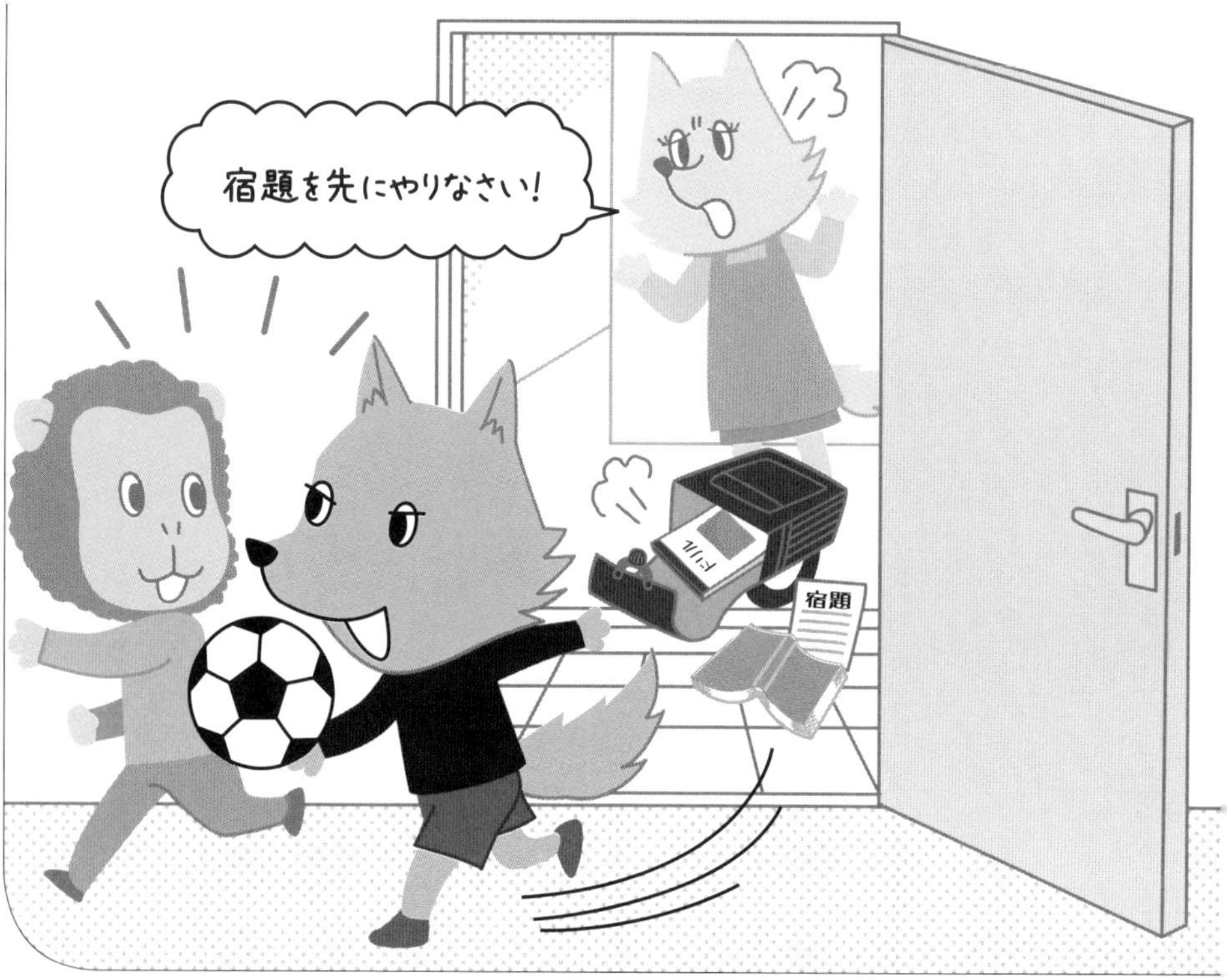

面倒臭いものは先送りにしてしまう

18歳、男性、高校3年生

現在、大学受験に向けて勉強中であるが、嫌いな科目は全然手をつけない。先送りしてしまって、結局、宿題などのさまざまな課題に何も手をつけず、そのままにしてしまうことが多い。

この様子を見てきた両親は、得意科目と不得意科目の差があまりにも激しいためにADHDを疑い、心療内科への受診を考えている。

確かに、これもADHDの特性のひとつとして認知されていますが、十分に注意しないといけない特性です。なぜなら、人間である以上、調子がいい時は面倒臭いものでもサクサクとこなすことができる人であっても、いつも調子がいいとは限りません。調子が悪くなれば誰でも、面倒臭いものは先送りにしてしまう傾向が出てきます。

しかし、電気代や水道代の支払いさえも先送りにして、電気や水を止められてしまい、とても大変な思いをしたという事例は数多くみられます。同じ「面倒臭いもの」であっても、先送りができないものも多々あります。どうしても先送りにすることはできないことにまで及んでいたとしたら、対策が必要となります。

対策と工夫、治療

調子のいい、悪いに左右される誰にでもあるような先送りには、薬物治療であってもなかなか功を奏することはできません。興味の薄いものに取り組もうとしたときに、脳の働きがスローダウンしてしまい、集中力が続かず、結果先送りになってしまうといった典型的なＡＤＨＤであれば、薬物治療も期待できますが、ＡＤＨＤの特性の中でも、これは薬物治療が効きにくい特性であることも事実です。

過度に集中してしまう

12歳、女子、小学6年生

学校の勉強は嫌いで、授業中もあちこちをキョロキョロして落ち着かない。ところが、図画工作などの物作りは大好きで、一度やり始めると過度に集中してしまって、授業終了のベルの音や、先生や友だちの声も全然耳に入って来ないほど集中してしまう。

過集中できる能力はものすごいので、担任の先生からは三者面談で今後の進路の重要性に関する細かい説明がなされている。

人間、誰でも好きなことをしているときは周りが見えなくなって夢中になることがあります。わかりやすい例が、子どものゲーム依存です。しかしながら、物には限度があり、過度に集中しすぎて、早く片付けてしまわないといけないことを放置していては困ります。

注意散漫とは一見、真逆の特性ですが、これもＡＤＨＤの特性のひとつです。

しかし、この過集中の特性を上手く利用すれば、とてもいい仕事ができることも少なくありません。不注意を減らし、周囲の状況を見ながら、「適度に過集中」できればいいように思います。

対策と工夫、治療

ＡＤＨＤの人の中には、暗記物は苦手だが創作物は得意で、そこに過集中する人がいます。成績は凹凸がとても激しく、総合力で勝負する国立大学は難しいが、得意な科目のみで受験できる特定の私立大学なら十分に対応可能のように思います。

ＡＤＨＤでありながら光り輝く存在になっている人は、このような特性を十分に活かしている人が多いように思います。上手くスイッチを入れて過集中して、素晴らしくクリエイティブなものを作る能力を発揮するのです。

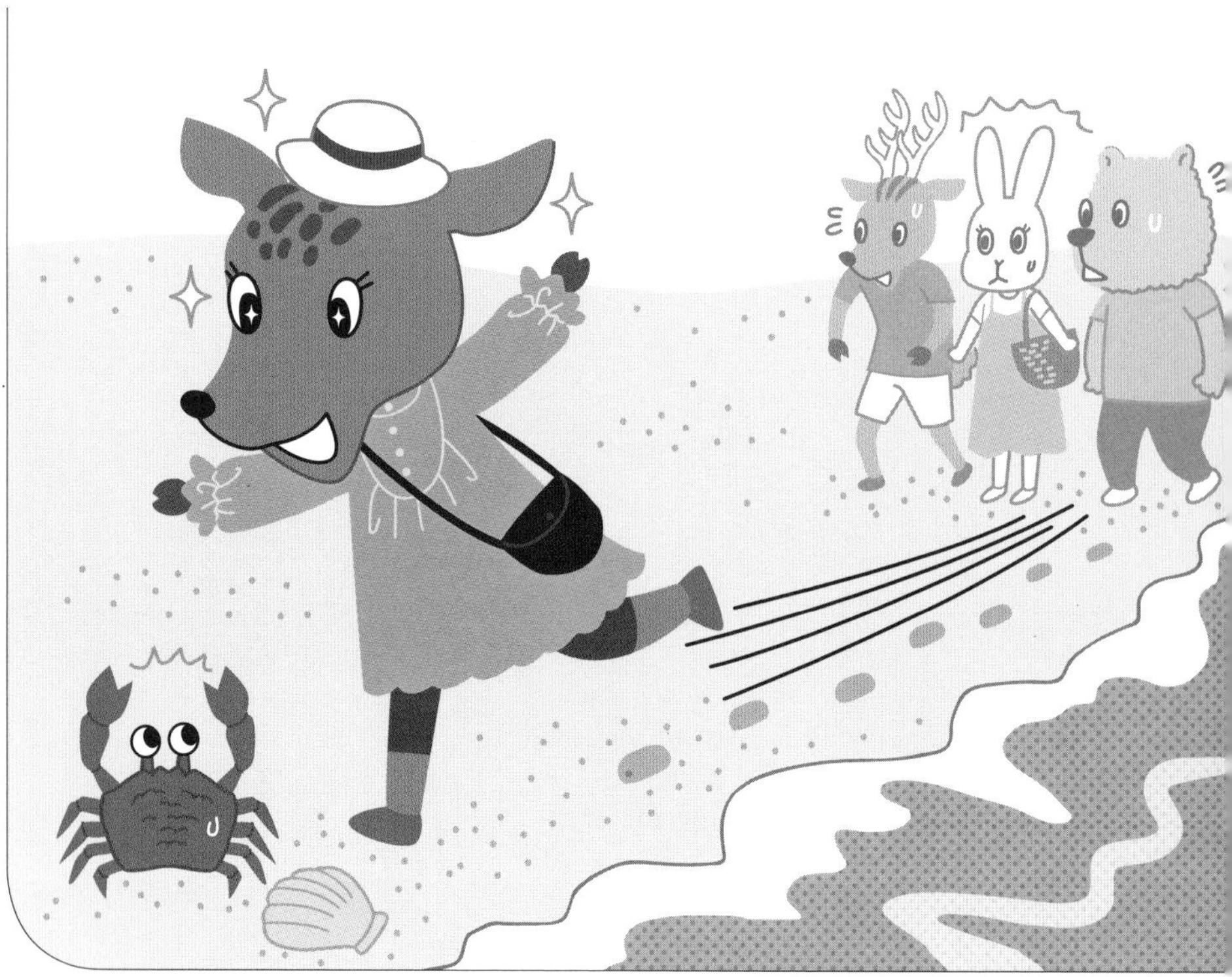

A：不注意　その6　そのほか

天然と言われる

24歳、女性、会社員

小学生のころから、友だちから「天然だよね…」と言われるが、その当時は意味が十分にわからなかった。性格は素直でいい子なので、周囲の人たちは彼女にとてもやさしく、彼女は対人関係に恵まれている。

しかし、忘れっぽいなどのADHD症状のために薬物治療を受けている。

「天然と言われる」という特性も、ADHDの特性のひとつです。

本人は真面目に話をしているように見えて

も、どこかに微妙なずれがあり、それが周囲に受ける人がいます。真面目に話せば話すほど、その天然さは受けます。通常、男性よりも女性の「天然」が多いように思います。

相手の気持ちを推し量るコミュニケーションスタイルが特徴の日本では、自分が天然であるとの認識が薄く、周囲から天然と言われることが多いように思います。天然と言われて、逆にその「天然さ」を売りにしている人もいますが、天然と言われることでひどく傷ついた人は、天然であることを周囲に悟られないようにするため、寡黙になる人もいます。

対策と工夫

天然と言われるのは女性に多く、男性は女性ほど多くはありません。

女性の場合、社会に出れば、ＡＤＨＤの特性が炙り出されてミスを連発したりなど、職場に適応できずにうつ状態に陥ることもあります。ところが、結婚して家庭の中に入れば、家族を除けば、そう文句を言われることもなく、むしろ優しく大らかで、とてもいいお母さんとなる人もたくさんいます。

ＡＤＨＤの場合、その特性が今いる環境にマッチするかどうかがとても大切です。

治療

ＡＤＨＤの薬物治療を行うことで、周囲の視界が拡がり、天然さが減ることもあります。ところが、男性の眼からすれば、周りが見え過ぎる女性よりも多少は天然さのある女性のほうが、気が楽で付き合いやすい、といった場合もあります。

天然系の人は裏表が少ないので、周囲の人たちは対人関係上であまり用心しなくてもよいという利点があります。そのため、周囲の人気者として大切にされることもあります。

人を信用して、だまされやすい

64歳、男性

妻と二人暮らし。二人の娘はすでに結婚して実家を離れている。彼は人がとてもよく、他人を疑うということを知らない。

彼の妻は、夫がだまされるたびに懇々と説明するが、夫は数年後にはまた人にだまされて借金を背負う。妻も辟易《へきえき》しており、二人の娘も結婚したこともあって、最近では離婚を考えている。

人をすぐに信用してだまされやすいのも、ＡＤＨＤの特性のひとつです。さきほどの天然系の特性にリンクしているといえます。

ＡＤＨＤの場合、周囲の状況が十分には見えていないため、視界は極めて不良で、雨の日に自動車を運転しているようなものです。人にだまされて連帯保証人になったりして、大きな失敗をする人もいます。

対策と工夫

対策としては、まずはひとりで判断して決めないことです。家族や信頼できる友人など、相談できる相手を何人かつくり、必ず相談してから決めるようにします。できれば借金や契約をともなうような話は、ひとりで聞かないことです。また、印鑑や身分証を持ち歩かなければ、その場で契約することはできないので、時間を稼ぐことができます。その間に、必ず相談するようにすることです。

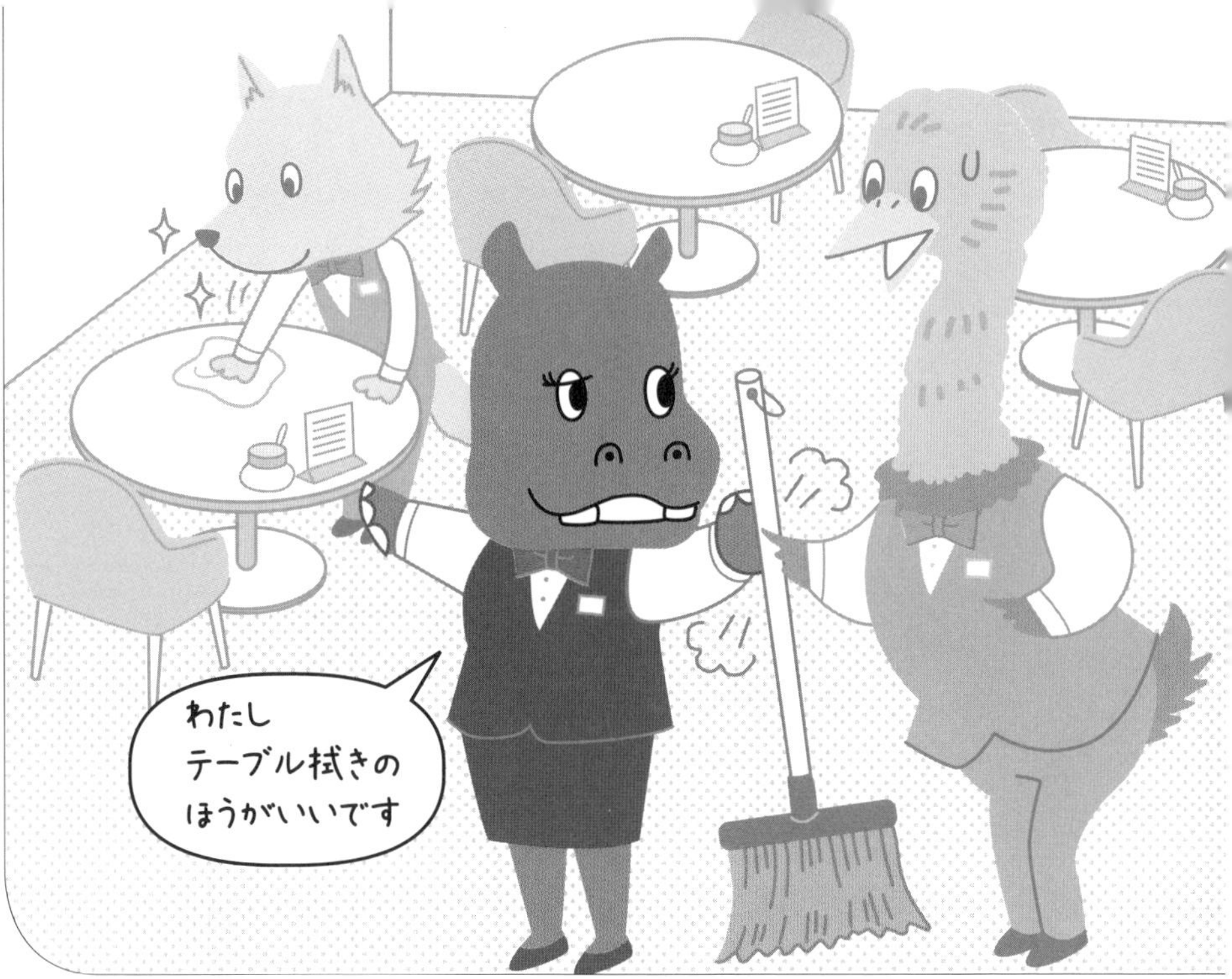

好きなことには集中できるが、嫌いなものは全然集中できない

17歳、男子高校生

ネットゲームが大好きで、彼の母親からすれば、完全にゲーム依存に思える。父親がゲームを取り上げると、父親がいないときは母親に甘えつつも、要求が通らないと部屋の壁やドアを壊して母親を脅迫する。今は、何をやってもゲームを手放せない。

その一方で学校で勉強するのは嫌いで、登校しない日も多くなっている。

あれだけゲームに熱中できる集中力があるのに、嫌いなことは一切しない。あと半年で大学受験ということもあり、母親は心配して、彼を連れて精神科を受診。検査を行うとＡＤＨＤの圏内に位置し、とくに忘れっぽい特徴がみえている。

いつまでも子ども

人間である以上、大なり小なり、好きなことには取り組みやすいが、嫌いなことはしたくないものです。しかしながら、大人になれば、好きでないことでも嫌な表情を見せずに取り組むのが普通です。見方を変えれば、行動特性に関しては、大人になりきれない子どものママであるといえます。あまりにも好き嫌いがはっきりしているならば、発達障害の特性として考えることが必要です。

人間なら誰であっても、嫌いで苦手なものには気が進まないが、好きで得意なものであれば進んでやります。ところが、発達障害の場合、この落差があまりにも大きすぎます。

社会人になれば、嫌な部署に配属されることもあるが、嫌な顔をせずに黙々と仕事をこなすのが大人です。これに対して、発達障害の典型的な特性のひとつとして、あたかも子どものように嫌なことは全く見向きもしないが、好きなことであれば過集中できます。

対策と工夫

嫌いなことであっても我慢して続けるのが大人であり、我慢しているうちに、好きなことを行うチャンスが必ずめぐってきます。じっと耐えることが、人生を生きていくうえで非常に大切なのです。若いうちはそれがわからずに、好きなことしかしない人が多く、運よくそれが結果に結びつけばいいのですが、そうは上手くいかないことのほうが多いのが人生です。

なお、非常に稀ですが、好きなことが職業になり、発達障害の特性のおかげで人生の成功者になる人もいます。

B：衝動性

すぐにカッとなる

30歳、男性、会社員

入社して8年になるが、これまでは上司にも恵まれて、社内での対人関係は比較的良好であった。ところが、その上司は異動となった。

中堅クラスとして会社からもそこそこ期待されるようになり、部下の教育や、上司と部下のパイプ役も担わなければならない。最近は、部下にミスを連発する人がいて、すぐに怒ってしまうようになった。その後、すぐに怒ってしまう傾向がさらに強くなっている。

まるで瞬間湯沸器のように、些細なことであっても嫌いなことやイヤなことがあると、すぐにカッとなる人がいます。これはＡＤＨＤの衝動性の代表的な特性のひとつです。

見方を変えれば、どこにそういうエネルギーがあるの？と言いたくなります。Ｆ１レースで使用されるスペシャルなマシーンのように、アクセルを踏んだ時にダッシュがすぐに効き、最高スピードにあっという間に達する車を手にしたようなものです。Ｆ１レースならいいのですが、怒るべきタイミング、怒るべき内容であるにしても、あまりにもすぐに沸点まで達すると、たいていの周囲の人たちは怖がります。大人になればなるほど、知らないうちに周囲から人が遠ざかり、誰も相手にしてくれなくなるのが落ちです。

ところが、血縁者やパートナーであれば、距離を置いたり逃げ出したりしたくても、簡単にはいきません。また、この特性は男性に多いのも特徴です。男性が加害者となり、近くにいる女性が被害者となることが少なくありません。

会社の上司などで、よく怒鳴り散らす人はいませんか？　最近でこそ、パワハラでトラブルになるので、そういう上司であっても自分の怒りをコントロールする努力を試みているかもしれません。それでも、大声を出して怒る人を好きな女性はほとんどいません。パワハラ被害で不安発作が出てきて困る女性が、後を絶たないほど多く存在するのが現状です。

一昔前は、体育会系の人はすぐに怒り、手が出ることも珍しくありませんでした。しかし時代は変わり、今はそういう衝動性の特性を呈しやすいタイプの人は、ますます生きづらさを感じているように思います。

それゆえに、すぐにカッとなるのは確かにADHDの衝動性の特性のひとつですが、

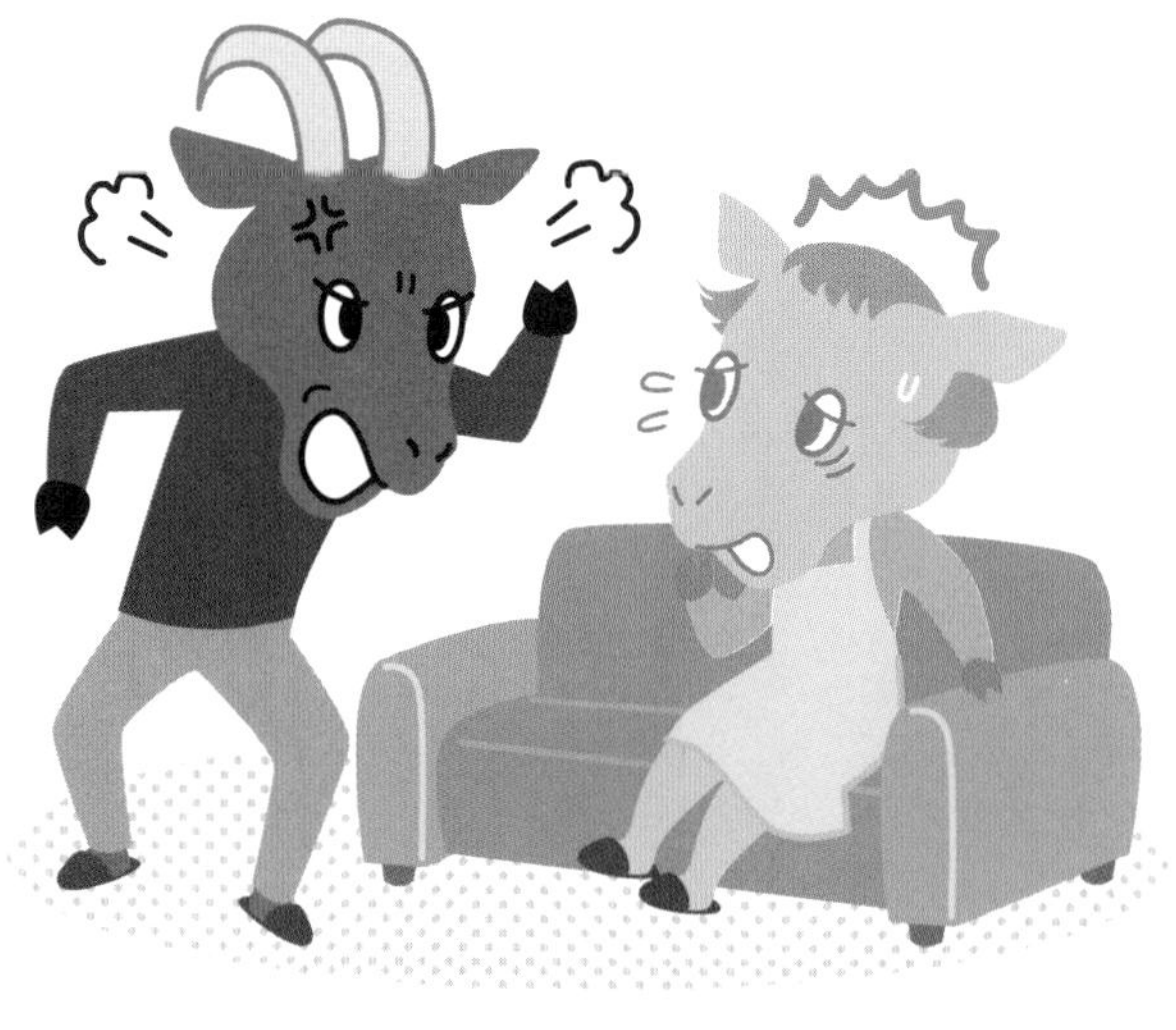

ＡＤＨＤとのグレーゾーン、あるいはボーダーの位置にいる人にもしばしばみられる特性のひとつかもしれません。

対策と工夫

カッとなる刺激を与えないことが最も重要です。落ちついて冷静に話をすることが望ましいことは言うまでもありません。不用意にけんかを売ったりしたら、火に油を注ぎます。

なお、家庭内で暴言や暴力を受けている場合は、我慢せず、市区町村の相談窓口などに相談することをお薦めします。

治療

ＡＤＨＤ向けの薬物治療を受けることが最優先です。

状況に応じて、さらに抗精神病薬も用い、それによる鎮静作用を期待することも重要です。

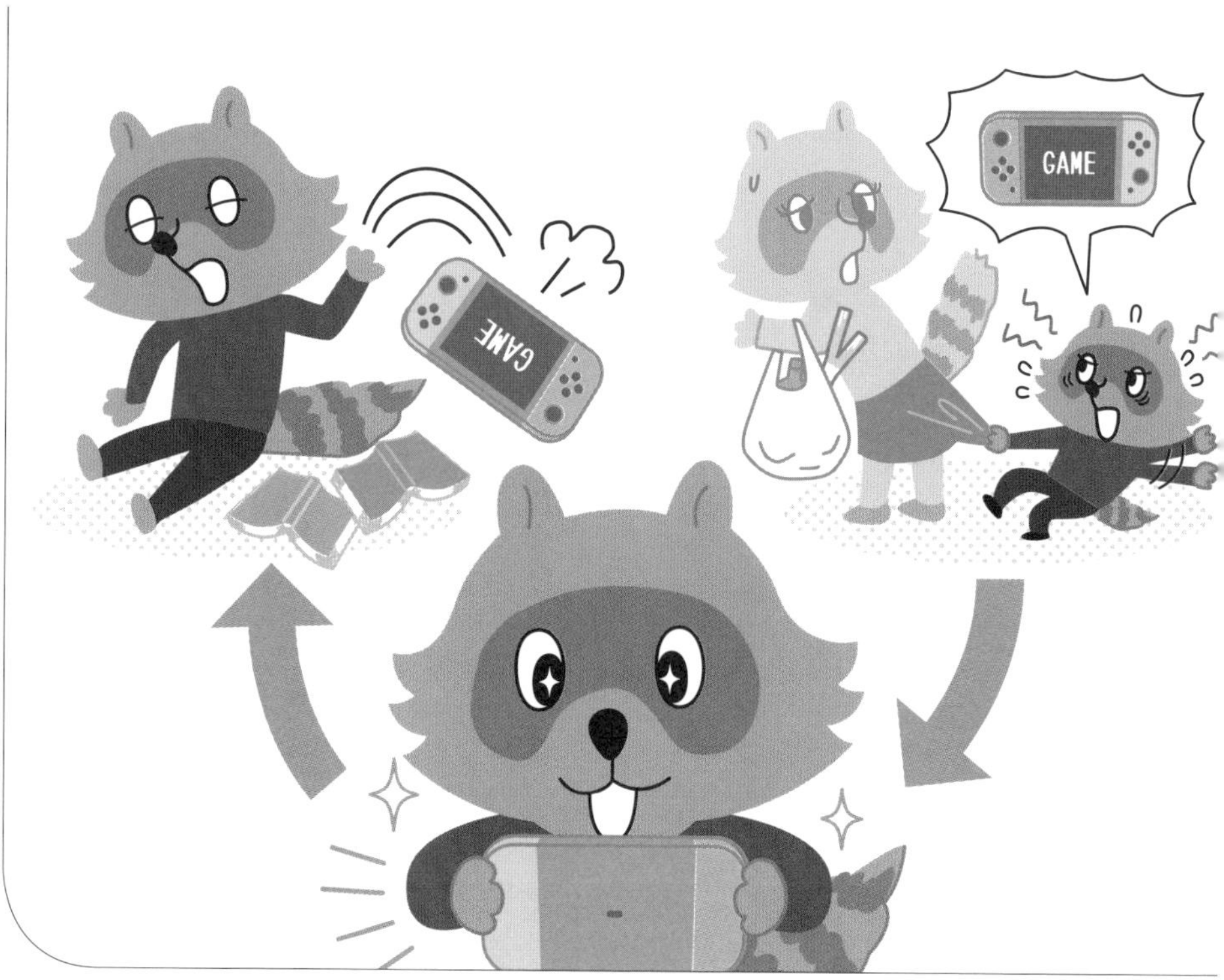

熱しやすく、飽きっぽい

33歳、未婚女性

結婚願望はあるのだが、いろいろな男性と付き合っても、いつも長続きしない。仕事もよく続いて2年程度で辞めてしまう。

能力が高い分、プライドも高く、転職先もイージーにみつかるので、熱しやすく飽きっぽい性格はなかなか改善しない。そこで心理カウンセラーに相談することとなった。

熱しやすく冷めやすい、あるいは飽きっぽい性格も、ADHDの特性のひとつです。

ADHDを含めた発達障害全体にいえることですが、ひとつのことを丁寧にやっていくのは苦手です。あるときは注意散漫、あるときは過集中になるのも特性のひとつです。

ＡＤＨＤの人は興味関心が強くなると過集中してしまって、頭が熱しやすくなります。すぐに夢中になることができるのです。その代わり、些細なことであったとしても、そのオーバーヒートした熱が冷めてしまうと、その冷め方はとても早いのです。つまり、冷めやすい、あるいは飽きっぽいという特性も兼ね備えています。

例えば、付き合い始めてわずか1、2カ月で結婚してしまった、しかし飽きっぽく、すぐに離婚というパターンの人もいれば、あちこちの会社を転々としている人もいます。自分に責任がなく、自分の興味や関心のみで転々としているうちはいいのですが、周りに嫌われ、周囲に適応できずに転々とするようになってしまうと大変です。

対策と工夫、治療

「飽きっぽい自分はダメな人間だ」などと自分で自分にレッテルを貼ってしまうと、自信や自尊心が低下し、うつ病や適応障害などの二次障害を引き起こすことがあります。飽きっぽいのはＡＤＨＤの特性によるもので、性格の問題ではありませんし、本人が悪いわけでもありません。仕事や恋愛が長続きしないのは、そのことを正しく理解できていないがために、感情や行動をコントロールできず、対人関係でトラブルを起こしている可能性もあります。

心理カウンセリングは、ＡＤＨＤの特性そのものを消し去ることはできませんが、ＡＤＨＤの特性による思考のクセを改善するのに役立つ場合があります。なお、うつ病などの二次障害を併発している場合は、二次障害に対する治療がカウンセリングに先行して必要になる場合もあります。

心療内科や精神科を受診し、発達障害がわかる前に、適応障害、うつ病、躁うつ病などの診断名が付き、休職に至っていることも数多くみられます。

酒、薬、ギャンブル、買い物、性的なものにはまりやすい

36歳、バツイチ男性

結婚していた時から、働いた金をパチンコやスロットであらかたすってしまっていた。妻も働いていたが、それだけではやっていけない。その結果として、数年前に離婚に至った。

２人の子ども（娘）がいるが、元妻が引き取り、実家の助けを借りて四苦八苦しながらしのいでいる。

肝心の彼は、いまだにギャンブルがやめられないが、離婚と二人のかわいい娘を失ったことでお灸が効いたようで、ギャンブル癖も少しは軽減してきている。

酒、薬、ギャンブル、買い物、性的なものなどにはまりやすいのもＡＤＨＤの特性のひとつです。

極端なことをいえば、対象は好きだと思えば何でもいいのです。一直線に乗り上げ、もし嫌いになればトーンダウン…と、その波がとても速く激しく、強いと言い換えることもできます。それゆえに、興味や関心が持てるときは、信じられないほどの過集中ができるので、持っている能力をフルに発揮できることがあります。

しかしながら、もし好ましくないものにはまってしまうと、取り返しのつかないことになることもあります。また、集中が途切れると、糸が切れた凧のようになってしまう可能性もあります。上手くいけばいいが、一歩間違うと大変なリスクを背負う特性です。

依存症と発達障害の関与

アルコール依存、薬物依存、ギャンブル依存、買い物依存はもちろんのこと、最近では子どもたちのゲーム依存や、大人も子どもも含めたスマホ依存が急増しています。その依存傾向にADHDの衝動性という特性が大きく関与していることは少なくありません。単純に依存症の治療へと走りがちなのですが、今一度、根底にADHDを含めた発達障害の特性が関与していないかをチェックしても損はないように思います。

女性のADHDで衝動性が強い場合は、過食に走ることが少なくありません。

独身女性が仕事を終え、地下鉄の出口を出て、帰宅途上にコンビニを数件目にしたとします。いくら過食はしないようにするために、コンビニには立ち寄らないと誓っても、帰宅後に冷蔵庫の中身はないので、何か買わないといけない…。仕方なく立ち寄ったのはいいが、湧いてくる衝動性を完全に抑えることはできず、チョコやスナック菓子を大量に買ってしまう…。仕事のストレスとあいまって過食に走るというパターンはとても多いように思います。

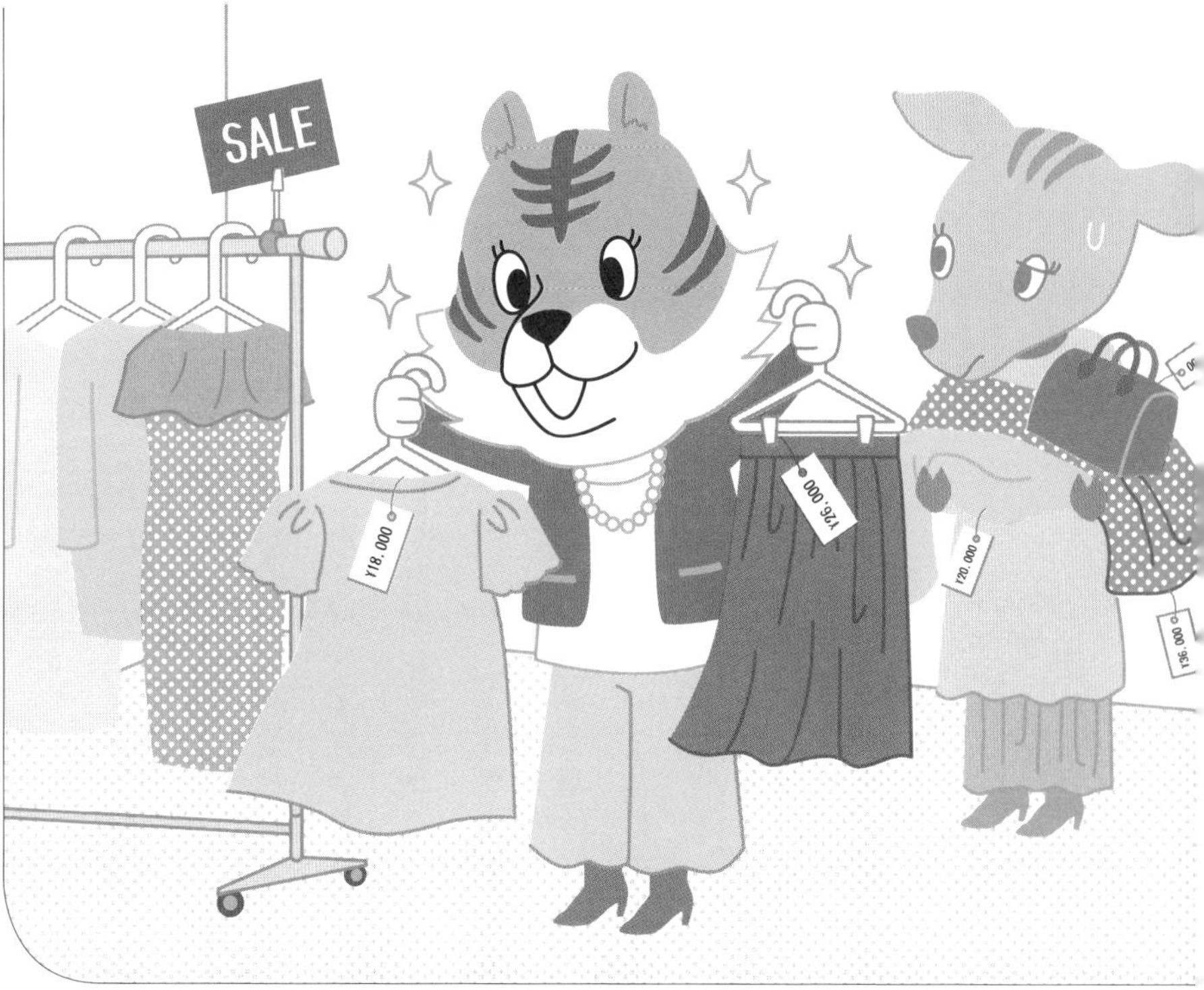

欲しいものがあるとすぐに買ってしまう

19歳、男性、専門学校生

高校を卒業したのち、バイトをしながら自宅から専門学校に通っている。バイト代は決して高くはないが、わずか2、3日で1カ月分を使い切ってしまうというパターンが続いている。もっとお金が欲しいが、どうにもならない。

両親は息子の浪費癖を何とかしたいと、心療内科に相談に来た。ＡＤＨＤと診断され、衝動性が強くみられるので薬物治療を行っているが、突然湧き上がる衝動性のコントロールに苦慮している。

欲しいものがあるとすぐに買ってしまうという特性もＡＤＨＤの典型的な特性のひとつです。好きになったものは、どんなことをしても手に入れたいという願望が、心の中を激しく渦巻き、「欲しい」という衝動や欲求が抑えきれなくなります。

衝動的に欲しいものがあると、もしお金を持っていたならば、すぐに使ってしまいます。それゆえに、子どものうちは大金を持っていないのでいいのですが、成人して働き始めるとお給料が発生し、しかもクレジットカードの発行が可能になるために、ネットなどを使っていとも簡単に買ってしまうケースが絶えません。

このような事実を知らない親が、ある日、請求書や未払いの督促状などが来て初めて、子どもが高額なものを買っていたとわかることも多々あります。現代社会では、個人情報保護の問題もあるため、いくら親が問い合わせても情報を開示してくれません。

督促状などが来て発覚した場合、そこで払ってしまう親がほとんどですが、そこで痛い思いをしないがゆえに、何度も何度も同じことを繰り返し、親の財政が逼迫してしまうこともあります。

対策と工夫、治療

先ほどの「すぐにカッとなる」ケースと同様に、衝動性に関しては、抗精神病薬が第一選択薬であり、まずは抗精神病薬の服用を考慮したほうが賢明です。

根本的にそういう事態に至らないように、子どものころから薬物治療やカウンセリングを併用して行うことがお薦めです。

事例にもよりますが、事態が深刻化してからご相談に来られる方がいます。軽いうちに対処すれば防げたものを、先延ばしにしたために大事に至ることもしばしばです。十分な注意や配慮が必要です。

お金をすぐに使ってしまい、貯金が出来ない

23歳、女性、新入社員

今年、新卒としてある企業に入社した。サラリーは思ったほどではないが、学生時代はバイトさえしたことがなかった彼女にしてみれば、生まれて初めて自由にできるお金を自分の

手で稼いだ。

ところが、嬉しくて洋服や靴などの女性が好むものをたくさん買ってしまい、稼いだサラリーはあっという間になくなった。その後も、稼いだお金をすぐに使い果たすことが続いている。その結果、貯金どころの話ではなく、親にお金を借りる始末である。


お金をすぐに使ってしまい貯金ができないという特性も、ＡＤＨＤの衝動性の特性のひとつです。

どちらかといえば、実家から職場に通っている独身男性に多い傾向です。せっかく苦労して稼いだお給料などを、高額なものを買う、ゲームに課金するなどをして、数日で使い切ることがよくあります。

実家にいると家賃や光熱費は一切かからないので、自分の好きな趣味に大金をつぎ込むことができます。最初は恐る恐る買い物をしていても、すぐに慣れてきて、せっかく汗水流して稼いだ給料をあっという間に使い果たしてしまいます。ひどくなると借金を背負ってしまうこともあります。インターネットなどを使った買い物の場合、自分では抑えているように思っても、わずか数クリックするだけで購入できてしまいます。

ネット販売をしているサイドからしても、衝動的な購買意欲を上手く活用できるかどうかが大きいように思います。色やデザイン、簡便性などのさまざまな要因を駆使して、衝動買いを誘うことが求められています。お互いの駆け引きはネット上では見えない裏側で行われているのです。

対策と工夫

このような人は、根は正直者であることが多く、他人にだまされて大金を貸してしまうなどのケースもみられることがあります。しかもＡＳＤ（自閉症スペクトラム障害）の傾向があった場合では、人の裏側を読めないので、いとも

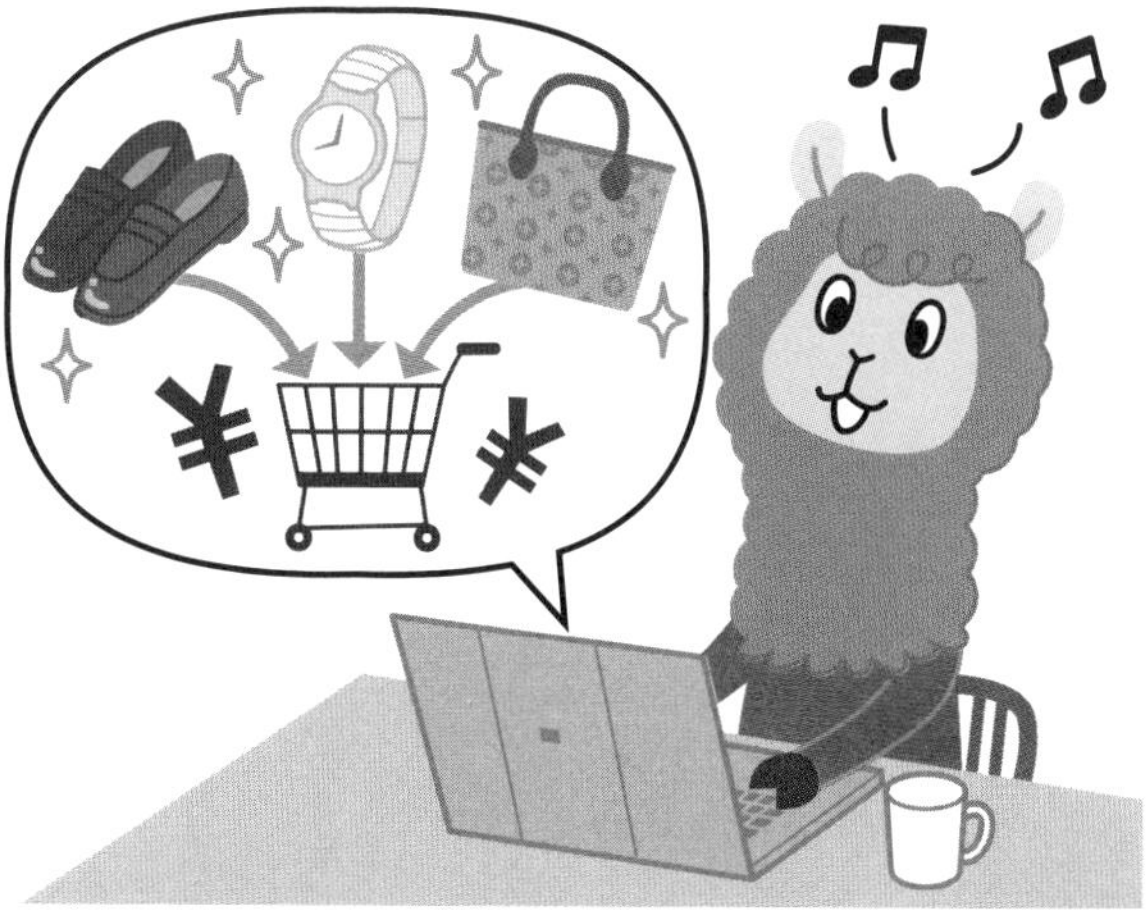

簡単にだまされてしまいます。ひどい場合は、同じ手口で何度もだまされます（普通なら一回で懲りそうなものですが）。

総じて、堅実に貯金ができないことも多く、とりあえずは親が管理することがベターでしょう。また、管理まではしなくても、監視する体制は欠かせません。

結婚したならば、パートナーが管理や監視をすればいいのですが、最近ではそういう人を最初から避ける女性が多いように思います。あるいは、結婚後、そのような多額の借金や浪費癖が発覚した場合、女性のほうから離婚を訴えることがあります。昔と違って、我慢して耐えることをしない傾向が強く、早く別れてしまおうと考える人が増えています。

お金を貯めるのは大変であっても、使うのは簡単です。また、人間関係を構築するのはすごく大変ですが、それを壊すのはいとも簡単なのです。

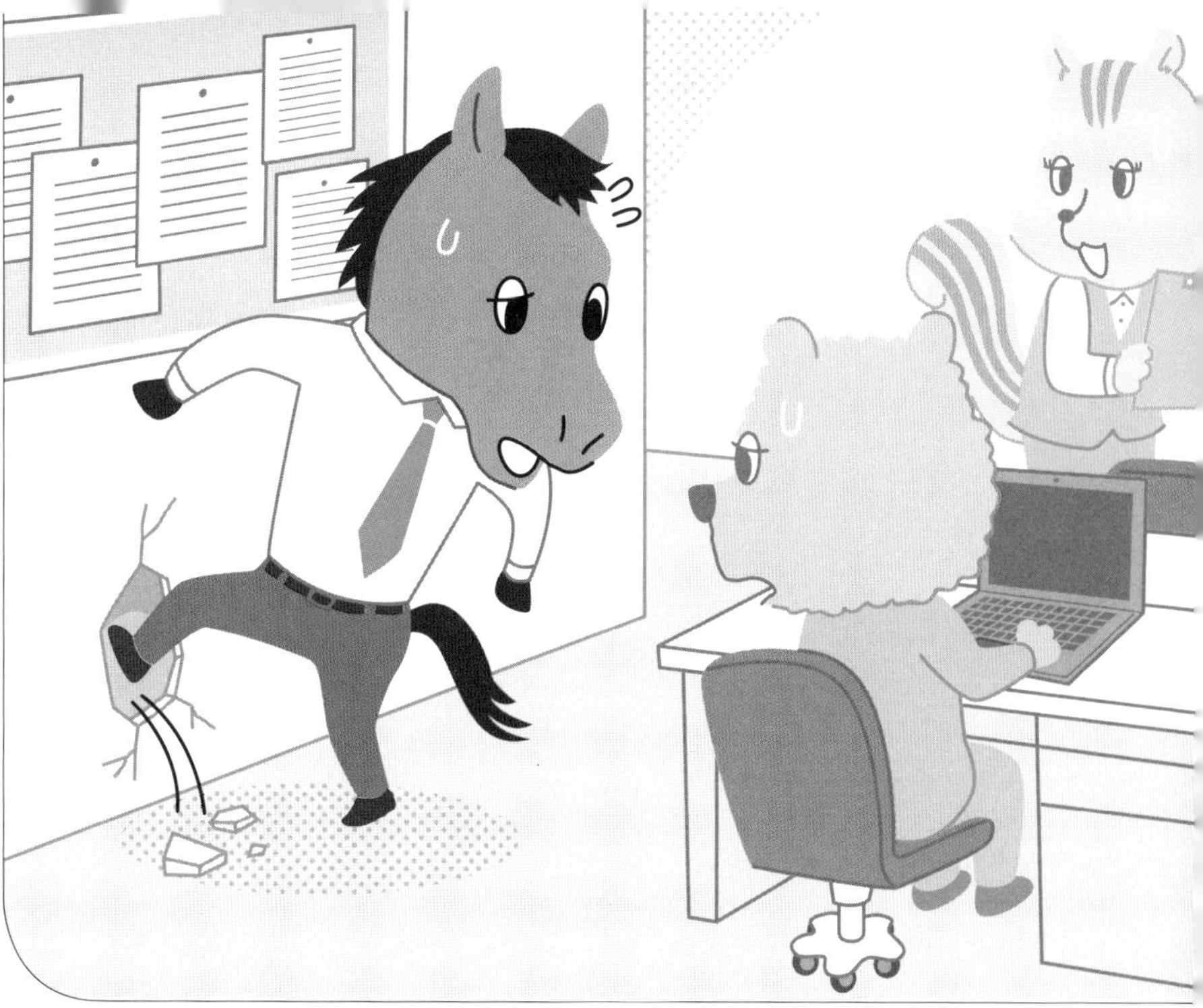

物をよく壊す

17歳、男子、高校3年生

大学受験を控え、とてもイライラしている。両親は顔を合わせるたびに「勉強しているの？」と声をかけてくる。

勉強以外のことには全然関心がない両親と接していると、余計にイライラしてきて、衝動的にドアや壁に穴を開けてしまった。

物をよく壊すという特性もＡＤＨＤの衝動性の特性のひとつです。

ＡＤＨＤの衝動性が強いと、人にもよりますが、人に当たるのではなく物に当たることがよくあります。女子よりも男子のほうが圧倒的に多く、男子の場合、総じてベクトルが外向きに出やすく、物を壊したり、暴言を吐いたりなどがみられやすくなります。

これに対して女子の場合は、男子ほど暴力的になることはありませんが、人に当たることが多くなります。両親や兄弟姉妹などの家族に突っかかっていくこともあれば、絡んでいくこともあります。

より暴力的なのは男子ですから、男子の衝動性のほうが女子よりも危ないのです。とくに男子で格闘技を習っているとか、体格が大きいといった場合、暴れ出すと家が壊れそうになることも、稀かもしれませんが、ないとは言い切れません。

ＡＤＨＤの衝動性は、酒、薬物、ギャンブルなどの依存に向かうこともあれば、破壊的な行動に発展することもあり、お金を使うなどの浪費的なものに発展することもあり得ることになります。

計画を立てて行動ができない（思いつきで行動する）

基本的にひとりでいるのが好き。ひとり旅も好きで、計画を立てずにふらっと旅に出るのがいいという。あらかじめ詳細な計画を立てるのが大の苦手。小さい時から、「物事をよく考えてから行動しなさい」と叱られてきたが、頭が言うことを聞かない。

25歳、独身女性

計画を立てて行動ができない、思いつきで行動するなどの特性は、ADHDに典型的な衝動性に関連した特性のひとつです。

何事も計画をあらかじめ細かく立てて、何事も慎重に行うタイプがいる一方で、計画を立てるのがとても苦手で、思いつきで行動に移すタイプがいます。

ところが、面白いことに前者が必ずしもいいとは限りません。

後者の場合、思いつきであったとしても、実践的で行動力がある場合、その「思いつき即行動」のほうが良い結果を生むこともあります。前者のように慎重すぎて、せっかくのチャンスを見逃すこともあります。だからこそ、何が災いし何が功を奏するのか、わかりません。

しかしながら、会社などでは、計画性がなく行き当たりばったりでは危なくて仕方ないように思います。多くの場合、計画性があったほうがいいのは当然です。なぜならリスクマネージメントが行えるからで、堅実で失敗が少なくなります。大きなホームランは出ないかもしれませんが、確実性を重視したほうがベターでしょう。

思いつきで行動するタイプの人は、事例で挙げたようにひとりで勝手気ままに旅をするのが好きであり、集団行動や規律などでしばられるのが苦手なことが多くなります。総じて、日本人は几帳面、生真面目で秩序を重んじる国民性を持っているがゆえに、前者のタイプが常識的とされやすいのです。

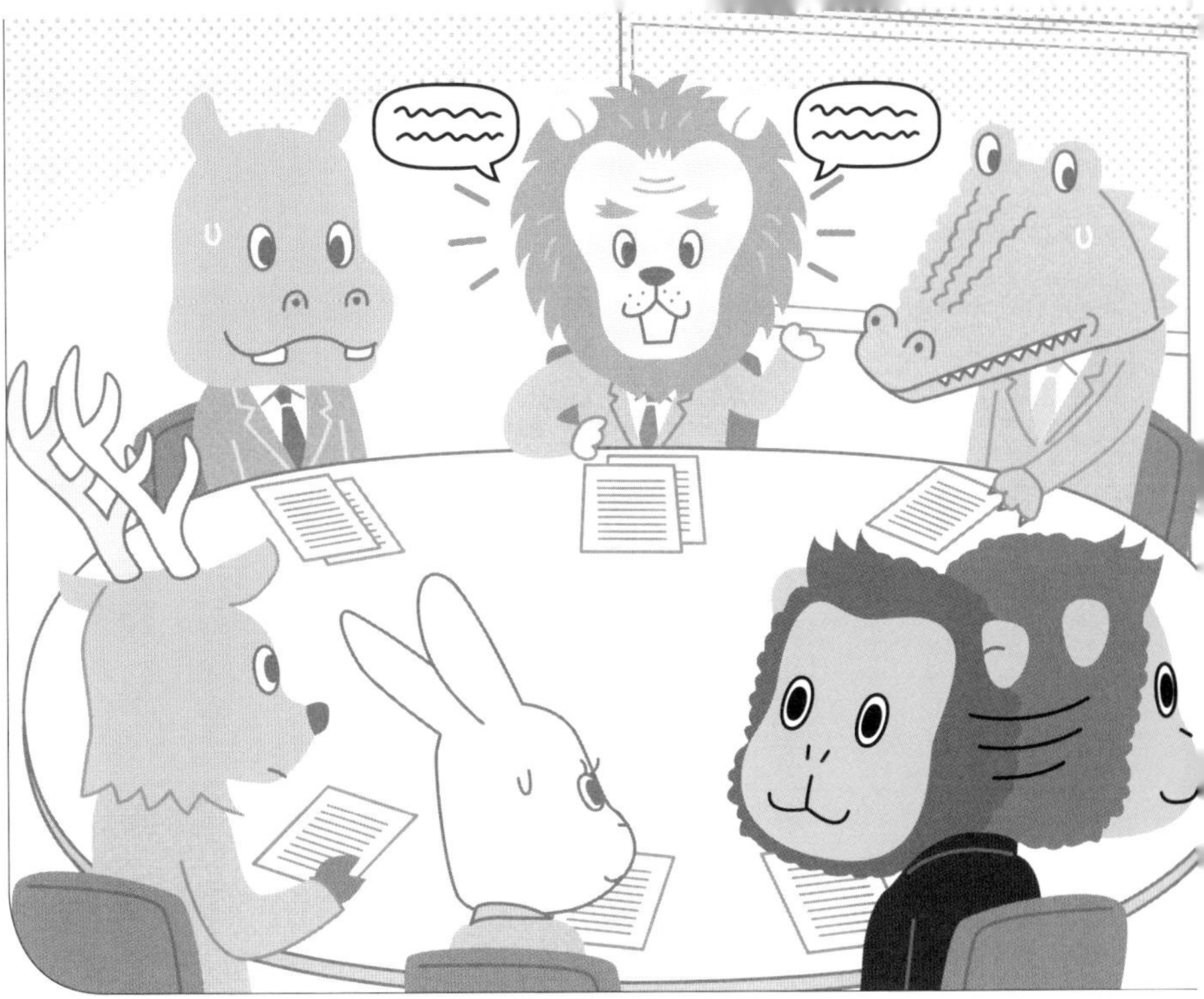

C：多動性

じっとしていられない

12歳、男子、中学1年生

小学生のころは、じっとしていられなくても、担任の先生の計らいもあって、何とかしのいできた。しかしながら、中学受験をして有名進学校に無事合格したのはいいが、今度は勉強の厳しさについていけずに、イライラしてくると無性に動きたくなる。

学校の先生は全然わかってくれないし、両親の理解も乏しく、成績のことばかり言われる。学校に行くのに嫌気がさして、不登校気味。成績は徐々に下がるという悪循環に陥っている。

じっとしていられないという特性は、ＡＤＨＤにみられやすい多動性の特性のひとつです。例えば、椅子に座ってじっとしているのが苦手です。総じて落ち着きがなく、絶えずソワソワしています。小学校の通知表などに、落ち着きがないことが記載されていることがあります。男子のほうが女子よりも目立つことが多いように思います。男子は単純明快にソワソワ感をボディアクションで示しますが、女子の場合は、じっとしていられない状態に陥っても、我慢していることが多いように思います。成人後に「実は…」と言って、小学生時代のソワソワ感を吐露してくれることがあります。

自宅に帰ると、女子の場合でも、男子と同じように、兄弟や姉妹にちょっかいを出すことがあります。もちろん、構ってほしいという気持ちが根底にありますが、それを抑えきれずに表現するのです。年齢が低くなればなるほど、自分の心の奥底の不安や緊張を自覚できません。

多動性の強さがほぼ同じ場合でも、例えば、診察室に入るなり走り出す子どももいれば、じっとおとなしくしている子どももいます。

診断上の重要なポイントは、その子の興味や関心を引き出せるかどうかです。

多動性の強い子どもの場合、診察室におもちゃやゲームなどの大好きなものがあれば、多動性を強く引き出すことができますが、白で統一された無味乾燥な診察室の場合、ＡＤＨＤに特有の特性のひとつである多動性のスイッチが入りにくく、多動性が顕在化しないこともしばしばです。そうなると精神科医のほうが「おとなしいお子さんですね？」とだまされてしまいます。子どもからすれば（子どもは自覚していないことがほとんど）、おとなしいのではなく、自分の興味や関心を引くものが目の前にないから、表面上おとなしくしているに過ぎないのです。

幸いにも、多動性は子どものころにみられやすく、成人後は消えてなくなることもあります。わかりやすくいえば、大人になって落ち着きが出てきたということです。大人になれば、ある程度は自分が置かれた状況に応じて、自分の多動性を認知できるようになります。そうなると、自分をコントロールし、数分間の診察時間のみ、あたかも多動性の特性がないかのように振舞うことができる人もいます。女子では、「女の子なんだから…」という抑制が人前では作動し、多動性が見えにくくなることもあります。

対策と工夫、治療

ＡＤＨＤの場合、ＡＤＨＤの薬物治療を行うことで、その特性のひとつである多動性が減ることもあり、それが理想的です。しかしながら、子どもの場合でも多動性があまりにも強すぎてお母さんをとても困らせているならば、プラスアルファの薬物治療を行うほうが、より早く確実に多動性を抑えることができます。

大人の場合では、自傷他害の恐れもあり、プラスアルファとしての抗精神病薬をごく少量用いた薬物治療を早急に検討されるほうがいいように思います。投与量はさじ加減ですから、主治医と十分に相談してください。

子どもであっても、大人であっても、いわゆる急場は抗精神病薬で抑えることが可能ですが、長期的な展望としては、毎日のＡＤＨＤ治療薬の服薬を欠かさないようにして、多動性に基づく二次的な被害（自傷行為や他人への不当な行為など）を起こさないように予防したほうがいいように思います。

心理カウンセリングは有効です。しかしながら、急場はカウンセリングのみでは対処しきれないことが多く、薬物治療との併用が望ましいと思われます。

無理やりに、あるいは強引に彼らの多動性を抑えようとすると、リバウンドとして問題行動がより強く出ることもあるので注意しないといけません。だからと言って、言いなりになってしまうのもお薦めできません。上手にほめることが有効的です。数回ほめて一回叱る・注意するくらいにして、飴と鞭を使い分け、言葉がけのバランスを維持することも大切です。

ADHDとASDの併存に注意

じっとしていられないなどの、いわゆる落ち着きのなさを示す行動特性は、ADHDのなかでも多動性と呼ばれる代表的な特性のひとつです。ところが、ASD（自閉症スペクトラム障害）でも同様の特性を示す人がいます。そのような場合、ADHDの特性があると簡単に決めつけてしまうのではなく、ASDとADHDの併存も考える必要があります。

多動性であるかどうかの見極めは意外に難しい

ADHDの多動性の特性がそう顕著でない人であっても、過度の緊張や不安の状態におかれると、人間である以上、不安や緊張の一表現として、じっとしていられないなどの多動性が出てきます。

わかりやすい例として、映画などで主人公が不安や葛藤で悩み、部屋をうろうろするシーンがよくあります。じっとしていられない、悩んでいる、心配しているさまを表現するシーンとして使われているように思います。

一般的な常識を逸脱するようなソワソワ感があるかどうか、言い換えれば、その行動特性の根底に、発達障害にみられやすい過度の不安や緊張が存在するかどうかが大きいように思います。

部屋をうろうろするなど歩き回る

8歳、男子、小学3年生

小学校では成績優秀。しかし、つまらない授業になると、前後左右の級友にちょっかいを出す。ひどいときは立ち歩きが目立つ。彼が起点となり、同様の特性を持つ数人の級友の特性に火をつける。

幸いなことに、抗精神病薬の少量投与にて多動性は改善し、成績はどんどん伸びている。

しかしながら、油断をして服薬が不規則になると多動性が顔を見せるので、母親は夕食後の服薬に目を光らせている。

先ほどの〈じっとしていられない〉と同様の見方をします。

部屋をうろうろするなど歩き回るという行動特性もＡＤＨＤの代表的な特性です。わかりやすい例は、小学生の授業中の立ち歩きです。担当の先生がいくら注意しても一向に効きません。ひとりが立ち歩きを始めると連鎖反応を起こし、今度は別の生徒が歩き始めることもあります。そうなると収拾がつかなくなり、先生も大変です。

動物園のシロクマなどが、あっちに行ったりこっちに行ったりなどして、じっとしていられないことがありますが、そのような光景をイメージしていただくとわかりやすいかもしれません。

治療は、前項の〈じっとしていられない〉とほぼ同じです。

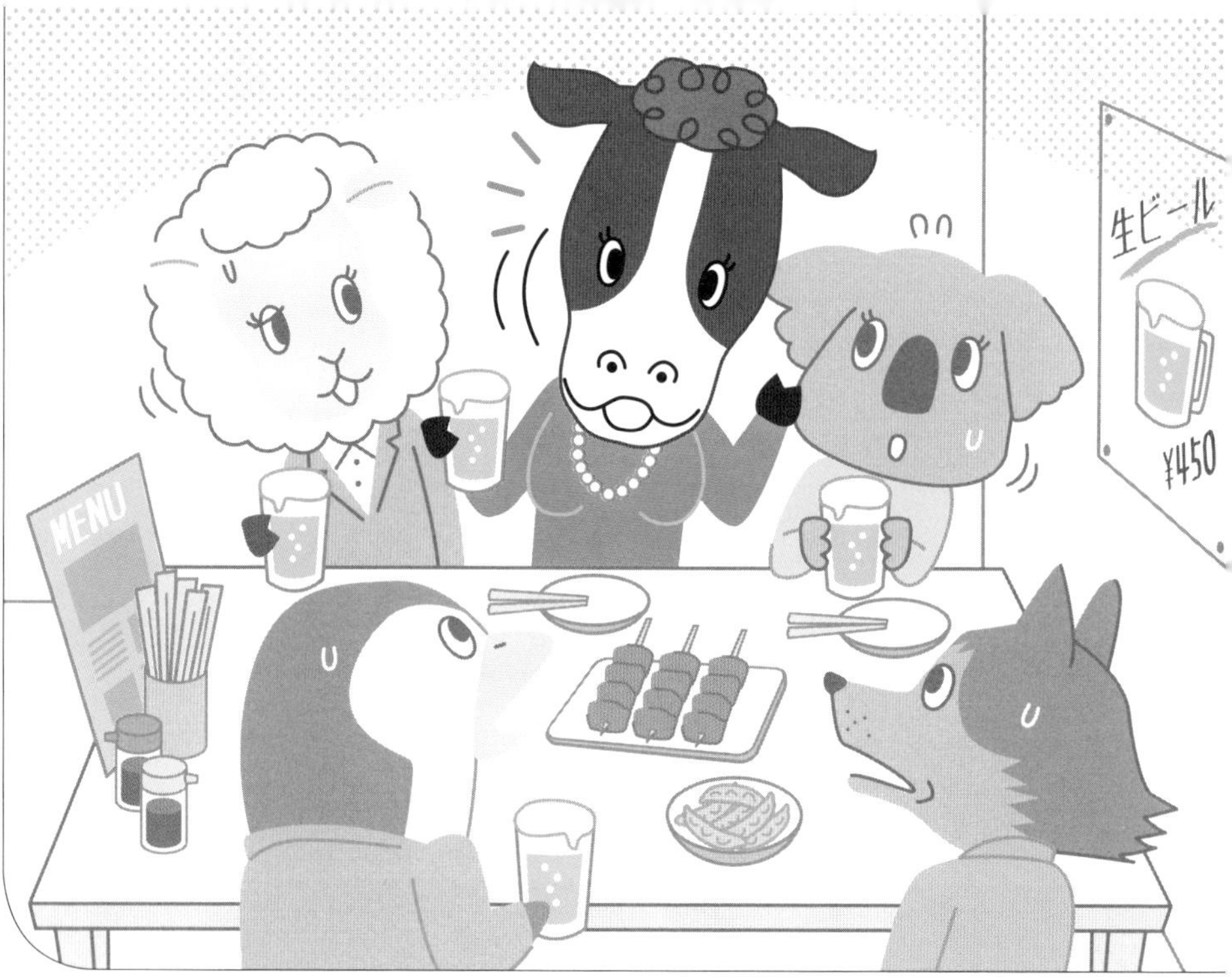

人の話をさえぎる

14歳、女子、中学2年生

話好きで、趣味の合う友だちと話し始めると何もかも忘れてしまうほど没頭する。しかし、相手の話は聞かない。友だちの話をさえぎって自分が話し続けようとするので、彼女が近づくと潮が引いたように人がいなくなる。

彼女はどうして友だちが自分を避けるのか理解できなかったのだが、最近では少しはわかるようになり、もっと人の話を聞くように努力している。

人の話をさえぎるような話し方もＡＤＨＤ

の特性のひとつです。

ＡＤＨＤの特性として、興味や関心を持てる内容の話であれば、人の話をさえぎるという行動特性がより強く顕在化します。しかし、正反対に興味や関心のまったくない場合は、寡黙になったり、居眠りをしたりすることもあります。周囲からすれば、「えっ？」と思うほど信じられない行動として表現されることもあります。

端的にいえば、好き嫌いが非常にはっきりしていて、しかもそれが行動として表れやすいのです。適度な常識範囲内のコミュニケーションの取り方ができず、オンオフがあまりにもはっきりし過ぎているのです。それゆえに〈一芸に秀でる〉という慣用句があるように、ＡＤＨＤでは好きなことには過集中できますが、嫌いなことには注意散漫になるのです。

対策と工夫、治療

躁うつ病の躁状態のときには、異常なハイテンションとなり、多弁になることもあります。それとの鑑別が必要になります。

ＡＤＨＤの多動性と躁うつ病の躁病相との鑑別は、ある横断面、ある瞬間のみを見ているだけでは難しいこともあります。長いスパンで見れば、鑑別は難しくありませんが、幸いなことに、薬物治療を要するほど過度の興奮時に用いる抗精神病薬は、どちらにも効果があります。その場で診断することも大切ですが、急場をしのぐことのほうを優先することが少なくありません。

順番を待てない

37歳、男性、営業職

仕事で自動車をよく使うが、前の車がゆっくり走っているとイライラする。とくに高速道路では、前方の車を追い越したい衝動に駆られる。

電車の切符を並んで買うのも苦手で、電車に乗ること自体も大嫌いである。パスモなども使うが、それ自体をよくなくすので、使う以前の問題かもしれない。

流れ作業的にサーッと進めばいいのですが、高速道路が事故渋滞で車が流れない、朝の通勤ラッシュ時に電車の人身事故のために長い時間、込み合った車内で動けないといった状況を余儀なくされると、誰しも焦りが生じます。

最もわかりやすいのが、コンビニでの順番待ち、ＡＴＭでの順番待ちです。確かに一時間前後のけっして長いとはいえない昼食休憩などに、長く待たされるのは苦痛です。その結果、休憩時間は短くなります。効率的に仕事を黙々とこなすタイプの人は、より苛立ちを覚えるかもしれません。

スイカ、パスモなどのＩＣカード乗車券の普及により、駅で切符を買う行列はかなり減ってきていますが、新幹線のみどりの窓口では、今でも大変長い行列ができる光景を見ることがあります。どうしても順番を待たないといけない状況に遭遇したときに、順番を待つのが苦手な人がいます。最初から並んでいる長蛇の列を見た瞬間に、そこから立ち去る人も少なくありません。

これもまたＡＤＨＤの多動性の特性のひとつです。順番を待たないといけないと思うだけで、スイッチが入り、イライラしてきます。一緒にいる家族や友人は、その激しい苛立ちにびっくりすることもあるかもしれません。

日本のように秩序や規律性を重んじる国では、ちゃんと並んで順番を待つことは常識的な社会的行為とみなされます。しかし、日本以外のより個人主義の強い社会では、順番を待たないでもいいという環境もあります。日本であるからこそ、順番を待てないという多動性の行動特性は炙り出されやすくなります。

対策と工夫、治療

順番を待てないというのは、椅子に座れない、じっとしていられない、人の話をさえぎるといった特性と類似した、ADHDの多動性に典型的な行動特性のひとつです。治療や対応は、先に述べた〈じっとしていられない〉に準じます。

多動性による激しい苛立ちは、順番をきちんと守っている人の反感を買うばかりか、事故や事件などのトラブルにつながることもありますから注意しましょう。

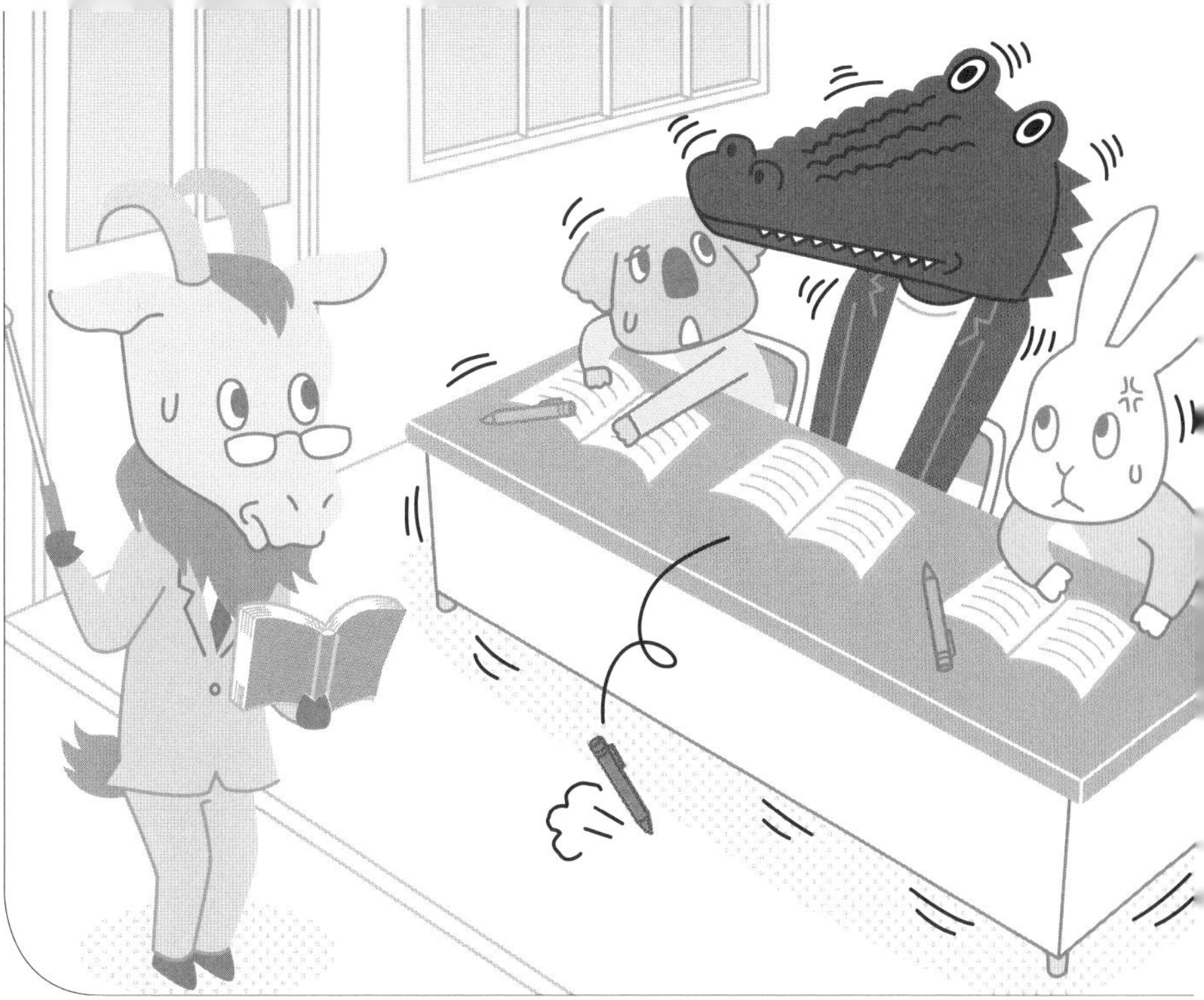

貧乏ゆすりが多い

20歳、男性、大学生

小さいころから緊張すると、無意識に貧乏ゆすりをすることが多かった。両親から再三再四指摘されていたが、治ることはなかった。

受診先の主治医は、発達障害に起因すると指摘するが、併存障害としての対人不安や対人緊張などの社交不安障害との関連性も見逃せないという。

貧乏ゆすりもＡＤＨＤの特性のひとつである疑いがあります。その一方で、後述するＡＳＤの併存障害としての社交不安障害も呈している可能性も否定できません。

これは、先ほど述べた〈じっとしていられない〉ととてもよく似ています。貧乏ゆすりは、精神的にはイライラ感を表現していることが多く、何かに苛立っていると、どうしても貧乏ゆすりが多くなる傾向があります。

しかしながら、貧乏ゆすりが激しいから発達障害と決めつけるのは非常に危険です。

対策と工夫

社交不安障害など、発達障害以外の原因も視野に入れた診断が重要です。発達障害の多動性によるものであれば、ＡＤＨＤの薬物療法が効果を示すことがあります。

また、貧乏ゆすりの原因のひとつとして、「レストレスレッグス症候群」という病気があります。レストレスレッグス症候群とは、脚がむずむずするなど、主に下肢に不快な感覚症状が現れるもので、不快さから無意識のうちに脚を動かさずにはいられない衝動にかられます。ただし、この病気では、夜間やじっとしているときに症状が強くなるのが特徴といわれています。治療法としては、鉄剤の服用や、ドパミン作動薬や抗てんかん薬などを用いる薬物療法が有効な場合があります。

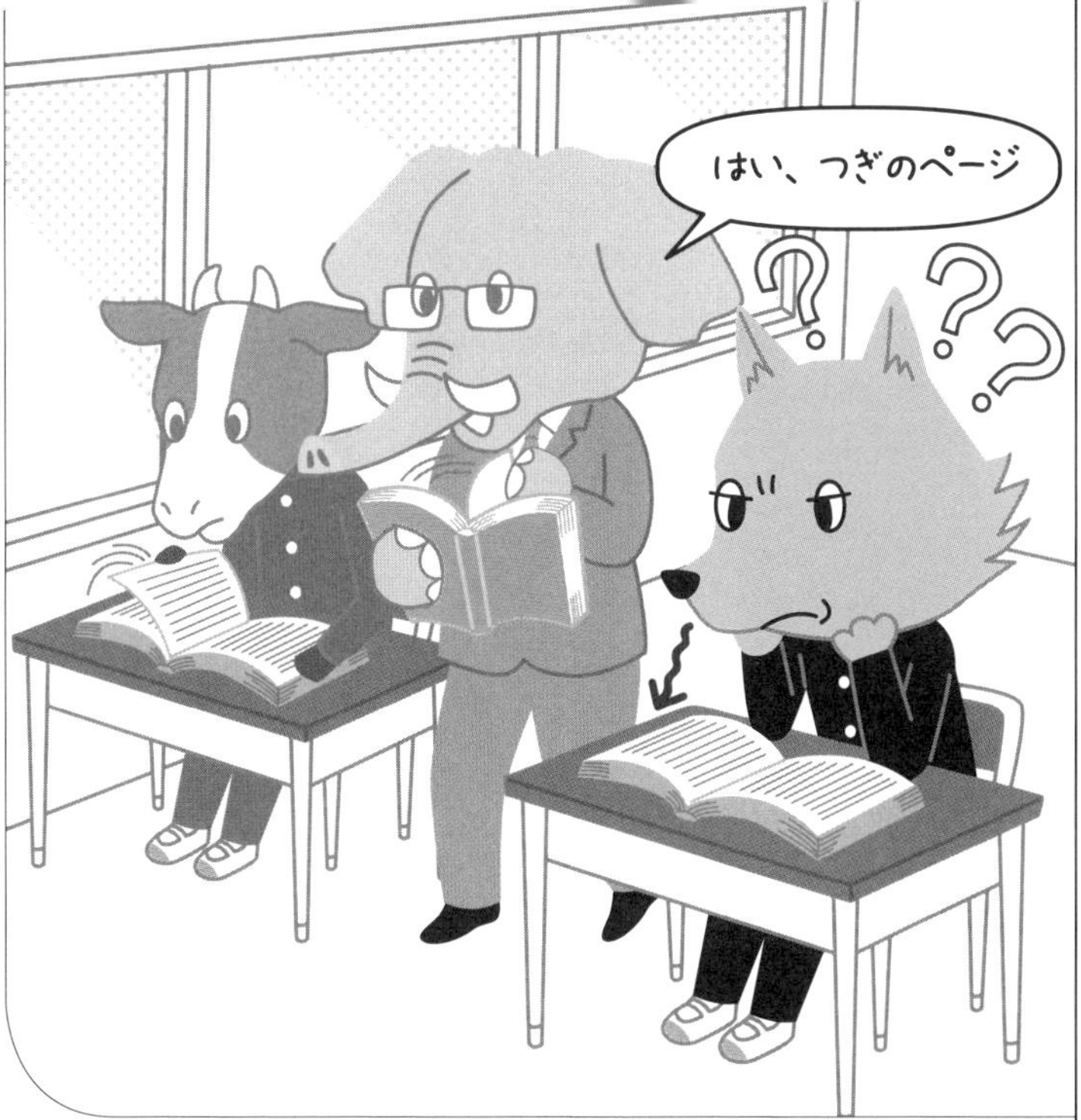

2 ASD（自閉症スペクトラム障害）

A：特殊なこだわり

何かにこだわりがある

50歳、男性、会社員

ものごとに関してこだわりが多くあり、そこで立ち止まると先に進めなくなる。会社でも、仕事中に何かにこだわって一度止まるとそれから先に進めず、仕事が滞ってしまうことが多い。そのせいか、能率的に仕事をこなすことができず、出世でも後輩に先を越されている。

家族は、「仕方がない」「当然の結果だ」と考えているが、本人は、自分の才覚を周囲はどうして認めてくれないのか、と真剣に悩んでいる。

こだわりは、ＡＳＤの代表的な行動特性のひとつです。

人間である以上、何かにこだわりを持って生きています。その程度が強すぎて、日常生活に支障を来すことがあります。ある特定のことのみに強いこだわりを持ち、そのこだわりを追求する人たちがプロフェッショナルであるとしても、さまざまなことにこだわりが生じ、ごく普通の生活を送ることさえもできないのであれば、治療対象になります。

例えば、英語のリスニングのときに、聞き取れない言葉にひっかかりを覚え、「その言葉は？」と少しでもこだわりを持てば、次に出てくる言葉に注意がいきません。それどころか、聞くべき英文は次から対へと流れ去り、最後に何が何だかわからなくなります。

こだわりは、人間を進化させるうえで不可欠で必須の要素ですが、あまりにもありすぎると支障を来します。こだわりは、ある意味、強迫性を伴います。こだわりに強迫性が負荷されると、こだわりすぎて先に進めなくなるのです。

こだわりは、それが適度であり上手く扱うことができれば、とても大きな推進力になりますが、度を超えてしまうと周囲と摩擦を起こしてしまい、推進力を弱めてしまいます。

決まった道順、手順にこだわる

7歳、男子、小学2年生

通っている小学校へは、徒歩で10分しかかからない。しかし、学校へ行くのに決まった道順しか使わず、随分と余計に時間がかかっている。

着る物も、いつもワンパターン。食べるものも、限られたものしか食べようとしない。要するに、何をするのにも決まった手順にこだわっている。

決まった道順や手順にこだわることも、ＡＳＤの典型的な行動特性のひとつです。

着る物、食べるものも含めて、行動特性の変化が極度に少なくワンパターンであり、変化の少ないライフスタイルを持っています。人にはそれぞれのライフスタイルがあります。変化に富んだライフスタイルもそのひとつ。どちらが良いとか悪いとかではありません。

ただし、食に関しては、子どもに極端な偏食があると、成長にも影響を及ぼすため心配です。偏食の背景には、ASDに特有の感覚過敏があることが少なくありません。サクサクした食感、ねっとりとした食感、ふわふわの食感など、苦手はそれぞれです。子どもの感覚の特性に合わせて、調理の仕方を工夫するとよいかもしれません。

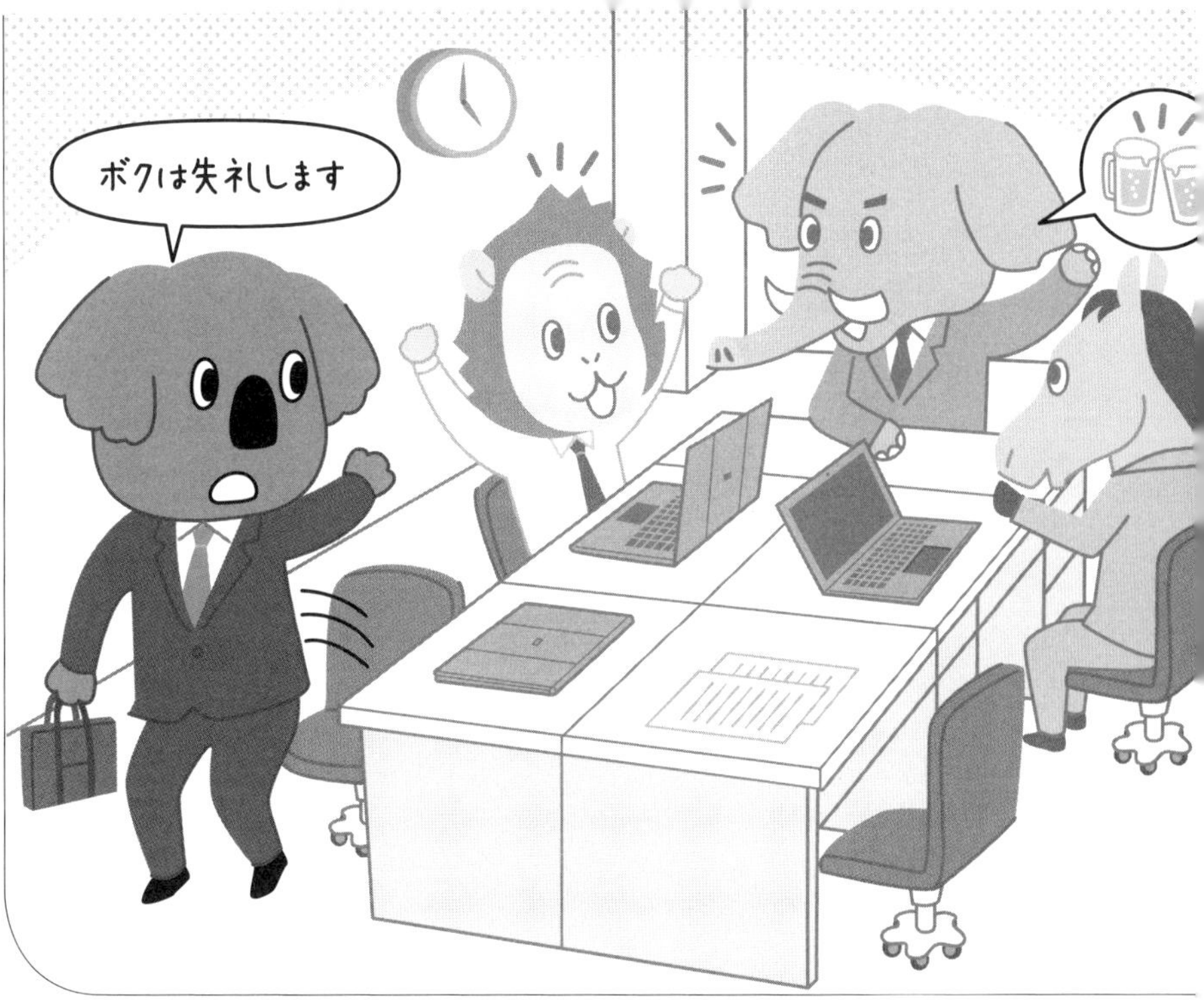

マイペースな行動が多い

54歳、男性、工場勤務

高卒で今の職場に入り、ずっと勤務を続けている。もともと勉強は好きではなかった。いつもマイペースで、ひとりで自分の世界で生きているように見える。友人もほとんどいない。

マイペースな行動が多いという傾向も、ＡＳＤの行動特性のひとつです。周囲のペースと合せることはなく、自由気ままに奔放に暮らすのも特徴です。ＡＳＤの人たちは、場の雰囲気が読めないがゆえに、自分ではマイペースとは思っていない人もいます。

本人としては、周囲にそれなりに気を遣っているつもりなのですが、周囲からすれば、気を遣っているように見えないのです。

これも、先に述べた〈決まった道順、手順にこだわる〉と同様、ライフスタイルのひとつといえます。本人は、ひとりでいることや友人がいないことに、とくに不安や淋しさを感じているわけでもありません。工場勤務のような黙々と作業を続けるような職種で、しっかり働いて職場に貢献できているのであれば、大きな問題にはならないでしょう。

しかし、周囲が集団でいることが多い環境では、本人も居心地の悪さを感じることがあります。そうしたところでは、ASDのこのような特性は目立ちやすいのかもしれません。

周りから「わがまま」「自己中」と言われる

55歳、男性、会社経営者

大学は中退しており、以後フリーターとして生活してきたが、自閉傾向がみられていた。ひとりで起業したところ、最初は大変であったが幸運にもアイデアが当たった。今では利益も多くなり、左団扇《うちわ》状態である。

何もかも好き放題で暮らしてきた。家族からは、「裸の王様」であり、「自己中の塊のような人物」と評されている。

わがまま、自己中心的（自己中）と評される人物のなかにはＡＳＤの人が混じっています。わがままや自己中はＡＳＤの特性のひとつであり、人の気持ちを察することができないがゆえに、必然的に自己中と言われるような行動を取っているのです。本人からすれば、自己中ではなく、必然性があるかのように論じることも少なくありません。

対策と工夫、治療

心理カウンセリングなどを受けること自体に拒否的な態度を示すために、「つける薬がない」状態が多いように思います。

薬物治療（例えばアリピプラゾールなど）に関しても同様で、「どうして、自分が薬を飲まないといけないのか？」と反論し、薬物治療そのものを行うことができないのです。

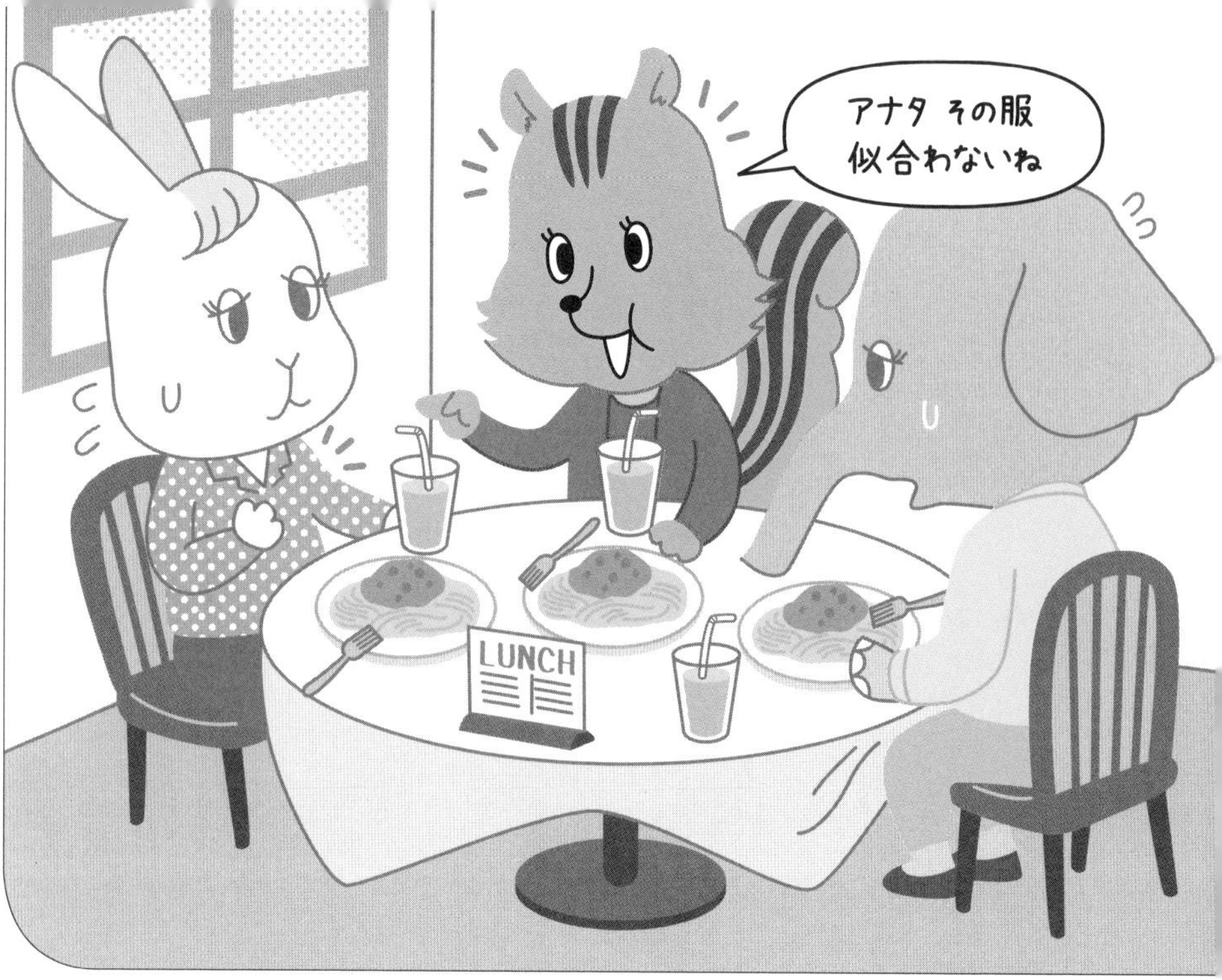

B：推察（コミュニケーション）が苦手

相手の気持ちを察するのが苦手

33歳、男性、会社員

相手の気持ちを察するのがとにかく苦手である。そのため取引先であるクライアントを怒らせてしまうので、上司からはいつも注意を受ける。しかし、自分としてはどうして怒らせてしまっているのかわからないことがある。

最近、ようやく結婚し、妻から「ここがいけないのよ…」と指摘を受けるが、それも理解できることもあれば、全然理解できないこともある。「自分としては何も悪いことはしていないのに…」と言うのだが、妻は、ただ黙って聞いている。

相手の気持ちを察するのが苦手という特性は、ＡＳＤの代表的な特性のひとつです。場の空気を読めなかったり、相手の気持ちを読めなかったりするために、相手をひどく傷つけることもあれば、怒らせるつもりはなくても、相手を怒らせてしまうことにもなります。その結果として、周囲の人はどんどん離れていきます。友人もいなくなります。

人間は単純な生き物です。自分のことをわかってほしいと無意識に願っている人がほとんどであり、そのことがわかり、相手を理解することができれば、人間関係の構築はそう難しいものではないのです。

それでも偶然に趣味が一致するとか、たまたま運よく相手の気持ちに通じることができたりすれば、親しくなることもあるかもしれません。しかしながら、多くの場合、気持ちを察することが苦手というＡＳＤの特性は、対人関係をつくるうえで最大の障壁になってしまうのです。

対策と工夫、治療

残念なことに、効果的な薬物治療はありません。

よくあるパターンとして、運よく結婚することができ、そのパートナーが、どこがいけないのかなどを家族カウンセリングの形で実施すると、少しですが前進することがあります。それでも、具体的にどこをどうすればいいのかさえもわからないことがあります。それゆえに、なるべく具体的な例をパートナーに提示してもらい、心理カウンセラーなども交えて、夫婦と二人三脚のような形で進めていく方法もあります。

思ったことをそのまま口にする

46歳、男性、会社員

以前から思ったことをそのまま口にする癖があり、職場でトラブルが続いている。その結果、同僚や部下、上司は、話が全然通じない「変人」として彼を扱うため、職場では彼が人の輪のなかにいることはない。

思ったことをそのまま口にするという特性もまた、ＡＳＤの典型的な特性のひとつです。
日本は「おもてなし」の国ですから、他国に比べ、相手の気持ちを察し、思ったことを口にしないで控えめにすることが求められます。これに対して欧米では、言ったことがすべての世界ですから、言葉として表現しない限り通用しない国々です。それゆえに、思ったことをすぐに口にするＡＳＤの特性は、欧米諸国では立派に通用しますが、日本では正反対で、人に嫌われる原因になります。

ＡＳＤの特性を持つ人は、概して海外では実力を評価され十分に通用するのですが、日本に戻ると周囲の人に煙たがられ、ひとりポツンと孤立してしまうことがあります。本音と建前を使い分ける日本では、生きづらさばかりを感じてしまいます。

対策と工夫、治療

薬物治療で改善するのはとても難しく、身近な人が時間をかけて、その人の周囲への適応能力を一から鍛え直すくらいでやらないと、修正さえもできないことが少なくありません。それゆえに治療の主体はカウンセリングになります。

ただし、対人緊張や対人不安などの二次障害があるときは、その精神症状に応じて対処することは言うまでもありません。

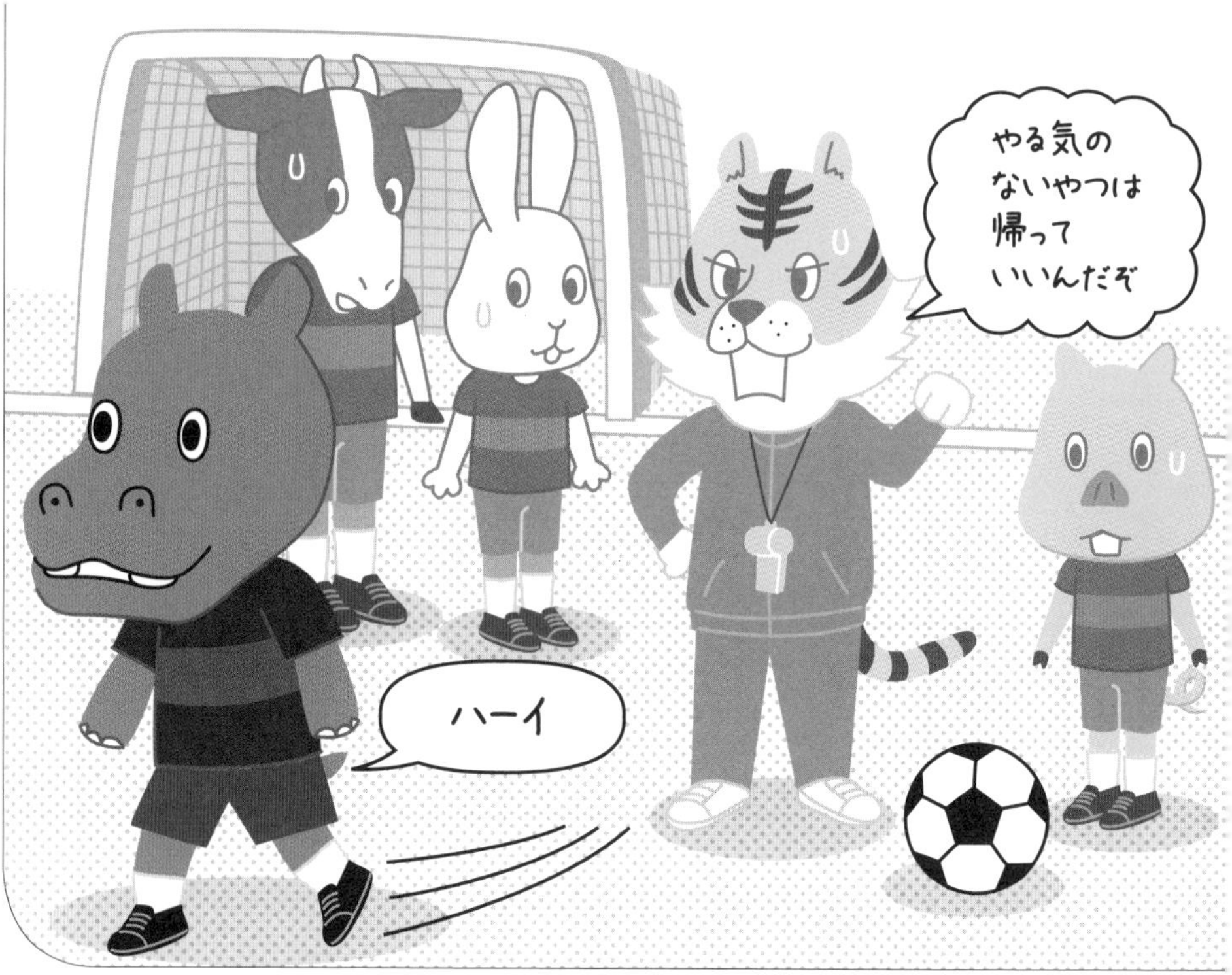
やる気の
ないやつは
帰って
いいんだぞ
ハーイ

言葉を額面通りに受け取る

60歳、男性、昔堅気の職人肌の人

彼は、人の言葉をそのまま額面通り受け取る性格であり、幼少期から今に至るまで、その性格特性は続いている。元来、曲がったことが大嫌いで、現代ではとても希少価値のあるタイプである。

このような彼の本質を理解している人にとってはよいのだが、多くの場合、彼の言葉はきつくて激しいので、周囲の人は引いてしまう傾向がある。

言葉を額面通りに受け取ることも、ＡＳＤの特性のひとつです。

「言葉の裏を読まない」という人は概して男性に多くみられます。女性とくに日本人女性は、裏の読みあいをしているようなことが少なくありません。そういった日本人女性なら、笑顔を浮かべながら、彼をだましだまし、うまくやっていくことができるかと思います。そういう手段に長けている女性なら、彼のようなタイプはかえって転がしやすいのかもしれません。

見方を変えれば、素直で真正直な人です。しかし、とても損をします。要領もよくないので、周囲からすれば、「馬鹿な人」だと思われてしまいがちです。

対策と工夫、治療

治療に関しては、これもまた薬物治療はかなり困難であり、カウンセリングさえも行うことが難しいことも考慮する必要があります。本人がそれほど生きづらさを感じていないのであれば、本人に対する治療や対策を考えるよりも、何らかのトラブルが生じたときなどは、周囲にいる理解者がフォローすることのほうが現実的といえます。

場の空気を読めない

19歳、男性、アーティスト

音楽的・聴覚的なセンスは抜群であり、将来が嘱望されている。しかし、場の空気を読めないので、対人関係上のトラブルが続発している。

性格は控えめでおとなしいが、音楽に対するこだわりは強く、頑固な側面もある。

場の空気を読めないという特性は、ＡＳＤの典型的な特性のひとつです。

場の空気が読めないと、どうしても周囲とコミュニケーションが取れないことが多く、行き違いが生じます。ビジネス上での場の雰囲気を壊してしまうので、せっかくの才覚を評価してくれている人さえも呆れて逃げだすことがしばしばです。

治療的には、やはり薬物治療は難しく、カウンセリングも的外れな感じになるきらいがあります。

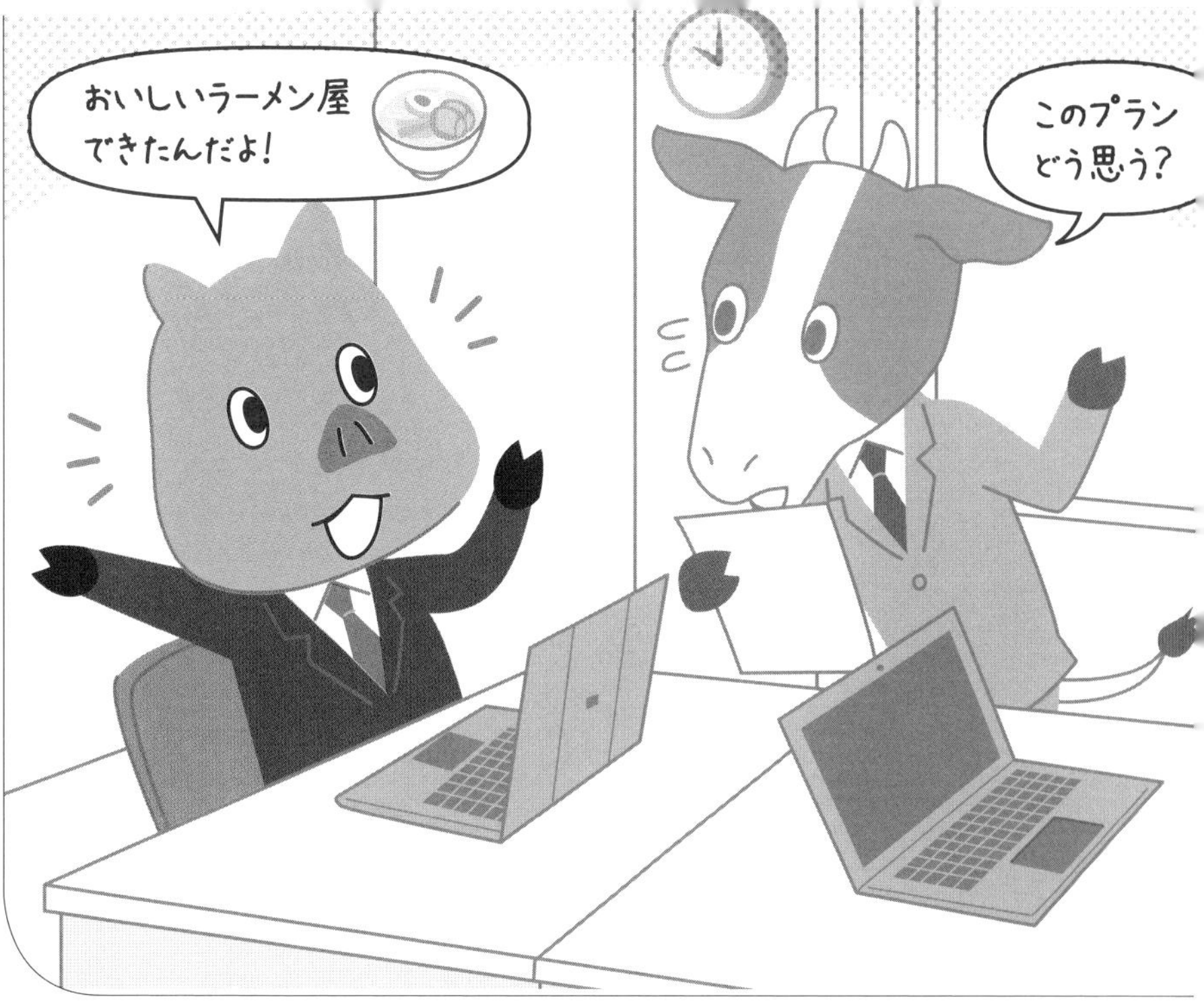
このプラン
どう思う？
おいしいラーメン屋
できたんだよ！

会話のキャッチボールができない

33歳、男性、カメラマン

以前から、会話のキャッチボールがうまくできない。彼自身、相手の言っていることが十分に理解できないことも多々ある。

レンズを通して視覚機能を十分に発揮できるカメラマンという環境は最適であるが、対人関係はどうしても言語的なコミュニケーションを通じて行われるので、彼にしてみれば、とても苦手な分野である。

会話のキャッチボールができないという特性もＡＳＤの特性のひとつです。ＡＳＤの場合、言葉をそのまま額面通り解釈するのは得意ですが、その裏を読むのは大変苦手です。

人間同士のコミュニケーションはほとんどの場合、それぞれの言語を使って行います。ところが面白い話としては、人類がサルと区別されたのが今から約６００万年前、言語的なコミュニケーションを行うようになったのは約30万年前です。つまり、言語を用いない非言語的なコミュニケーションを行っていた時代が約５７０万年となり、非言語的なコミュニケーション方法を取っていた時代のほうが20倍近くも長いのです。

非言語的なコミュニケーションとは、例えばサッカーなどでいうアイコンタクトのようなものであり、言葉ではなく行動が言葉の代わりをします。絵などの視覚的なもの、音楽などの聴覚的なものも、非言語的なコミュニケーションの道具として使えます。

その他、言葉を使わなくてもコミュニケーションは可能ですが、表面上の言葉は理解できても、その裏に隠れるものは読み取れないのが、ＡＳＤの人の最大の弱点です。

対策と工夫、治療

これも薬物療法は難しいといえます。かといって、人との会話は避けては通れないので、会話が噛み合わないことによるトラブルをできるだけ回避することを考えてみましょう。

会話をキャッチボールに例えると、30メートルの遠投は無理でも、15メートルならば相手にちゃんと届くかもしれません。つまり、複数の要件を伝えようとすると、どうしても話が長くなり、その分、伝わりにくくなります。ですから、１回の会話で伝える要件は１件に絞り、短い会話で要点を簡潔に伝えるようにするのです。

また、速い球や変化球をキャッチできないのであれば、ストレートの緩い球を投げてもらうようにします。つまり、できるだけ明確な表現、直接的な言葉で話してもらうようお願いするのです。周囲の協力が必要になりますが、伝わらないことによるトラブルは、お互いにとってマイナスですから、理解を求めるのが得策といえます。

C：変化に弱い

環境の変化に弱い

28歳、男性、会社員

外資系のIT関連の会社に入社した。最初の4年間は、得意な分野で予想以上に業績を残せた。しかしながら部署の異動があり、運悪く最も苦手とする部署に移り、適応不全を起こした。

幼少期から環境の変化に弱く、環境さえ合えば実力を大いに発揮できるのだが、合わないと全然ダメなことがあった。ゼロか100というほど、はっきりし過ぎている。少しの環境変化でも感じやすく、その影響を受けてしまう。

結果的に、今回は二次障害としてのパニック発作、気分の落ち込みなどのうつ状態を呈し、受診するに至った。診断としては適応障害であった。

環境の変化に弱いという特性も、ASDの特性のひとつです。

些細な環境の変化であるとしても、本人にしてみれば、ほかの人の数倍にも感じてしまうのです。震度１程度の感じるかどうかのわずかな揺れを、大地震のように感じてしまうようなものです。

このような環境などの変化を感じやすく、しかもそれに著しく弱いというＡＳＤの特性自体は、生まれつきですが薬物治療で対処が可能です。

対策と工夫、治療

治療としては、抗精神病薬による薬物治療を行い、変化を変化として感じにくくするのがベストです。

ＡＳＤをベースとした二次障害としては、さまざまな不安障害（パニック障害、強迫性障害、社交不安障害、ＰＴＳＤなど）やうつ病（気分の変調レベルから、躁うつ病と思えるような気分の激しいアップダウンまで）を呈しやすく、もしそういう事態が生じたときは、個々の不安障害に対する治療、個々のうつ状態に対する治療を、並行して行うことが肝要です。

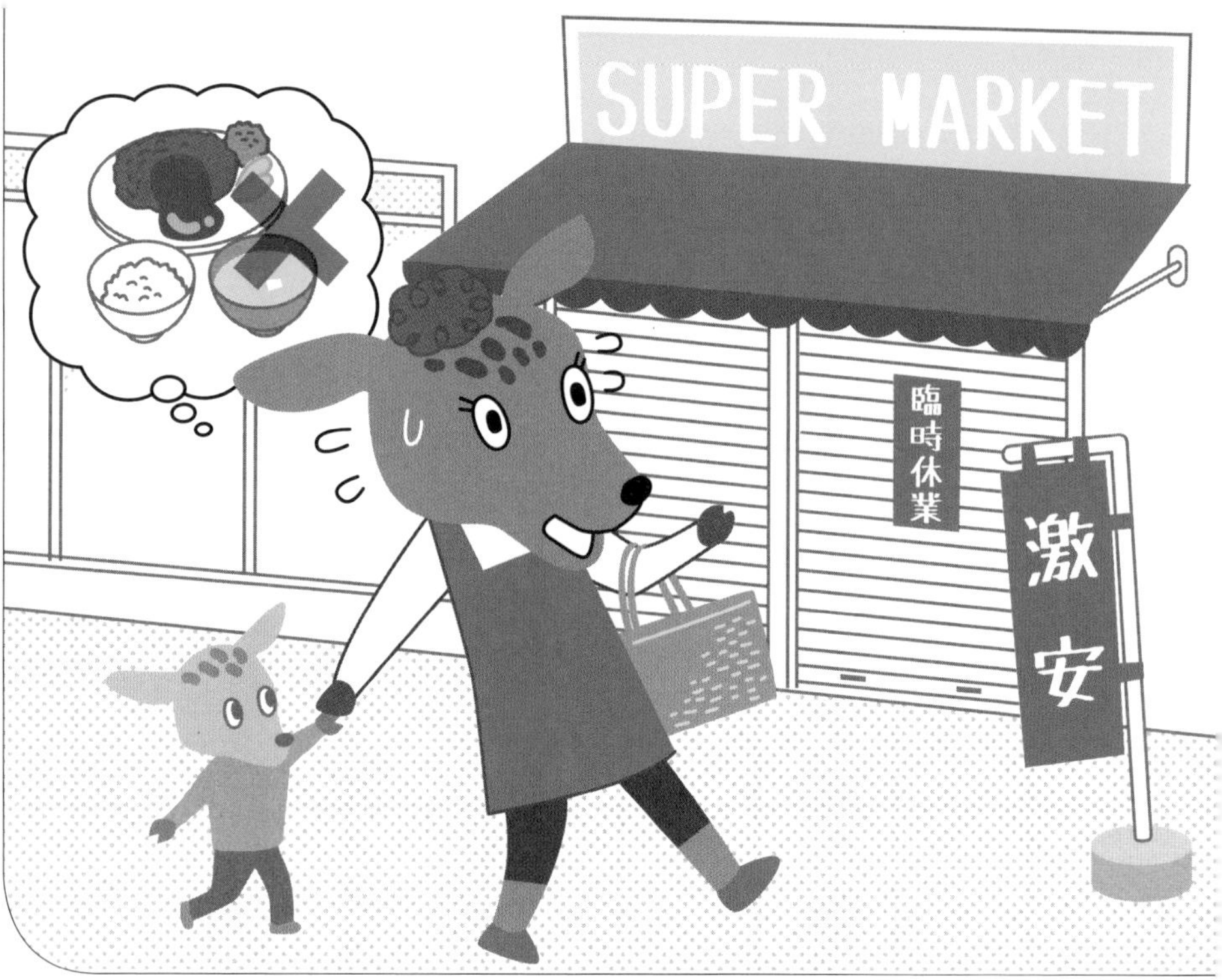

予定変更が苦手、予約を取るのが苦手

25歳、独身女性、会社員

大学卒業後に自分の好きな接客業に就職。社会人になってからは、人付き合いの中でドタキャンされてしまうなどの突然の予定変更が多く、四苦八苦するようになった。といっても、これまでは自分のほうがドタキャンなどの予定変更をするほうであったのが正反対になり、「予定変更される人の気持ちが少しわかったような感じだ」という。

重要な予定が変更されるとパニックに陥ることが多く、慌てふためいてしまう。家族や知人からすれば、別にパニックになるほどのことでもないのに、「どうして?」と不思議

がられている。

予定変更が苦手、さらには予約を取るのも苦手という特性は、ＡＳＤの特性のひとつです。いつも変わらないルーティンであったり、あるいは列車のレールの上を何も考えずに走るような行動は得意ですが、臨機応変に場に即した動きを強いられたとたんに困ってしまいます。つまりは変化に弱いということに他なりません。

病院通いも含め、次回の予約を決めることで行動の制約を受けるのも当然のように苦手で、自分の都合のいい日時に通えるほうが性に合っています。そのため、突然の変更を嫌う一方で、自分は突然の変更を相手に強いるのです。結果的に、わがままとか「自己中」と言われてしまいます。

ルーティンワークが得意、臨機応変の動きは苦手

決まりきったルーティンワークは得意なのだが、臨機応変に対応することが非常に苦手である。知人や友人、家族、職場の人との対人関係上、コミュニケーションをとらなければならないときでも、人に配慮したり相手の気持ちを察して、機敏に動くことはできない。そういう配慮は全くなく、自由奔放に好き勝手に動くことが好きである。

33歳、女性、会社員

ルーティンワークが得意、臨機応変の動きは苦手という特性も、ＡＳＤの特性のひとつです。人に束縛されることを極度に嫌います。

動物でいえば、犬のようにいつもべったりと飼い主にくっついているような（忠犬ハチ公のような）関係が最も苦手であり、あたかも猫のように、好きなときに姿を見せ、自由であることを楽しむのが特徴です。

対策と工夫

本人は、変化に弱く、臨機応変な対応が苦手なのは、ＡＳＤの特性によるものだということを理解することがまず重要です。そのうえで、予定通りにいかなかったときのことを考えて、他の選択肢を準備しておく、どこで折り合いをつけるのかを決めておくなど、対策を講じるとよいでしょう。

また、できれば周囲の人にもＡＳＤについての理解を求め、苦手なことを伝えておく、あいまいな表現を使わないようお願いするなど、フォローしてもらえる体制を整えておくのが理想です。

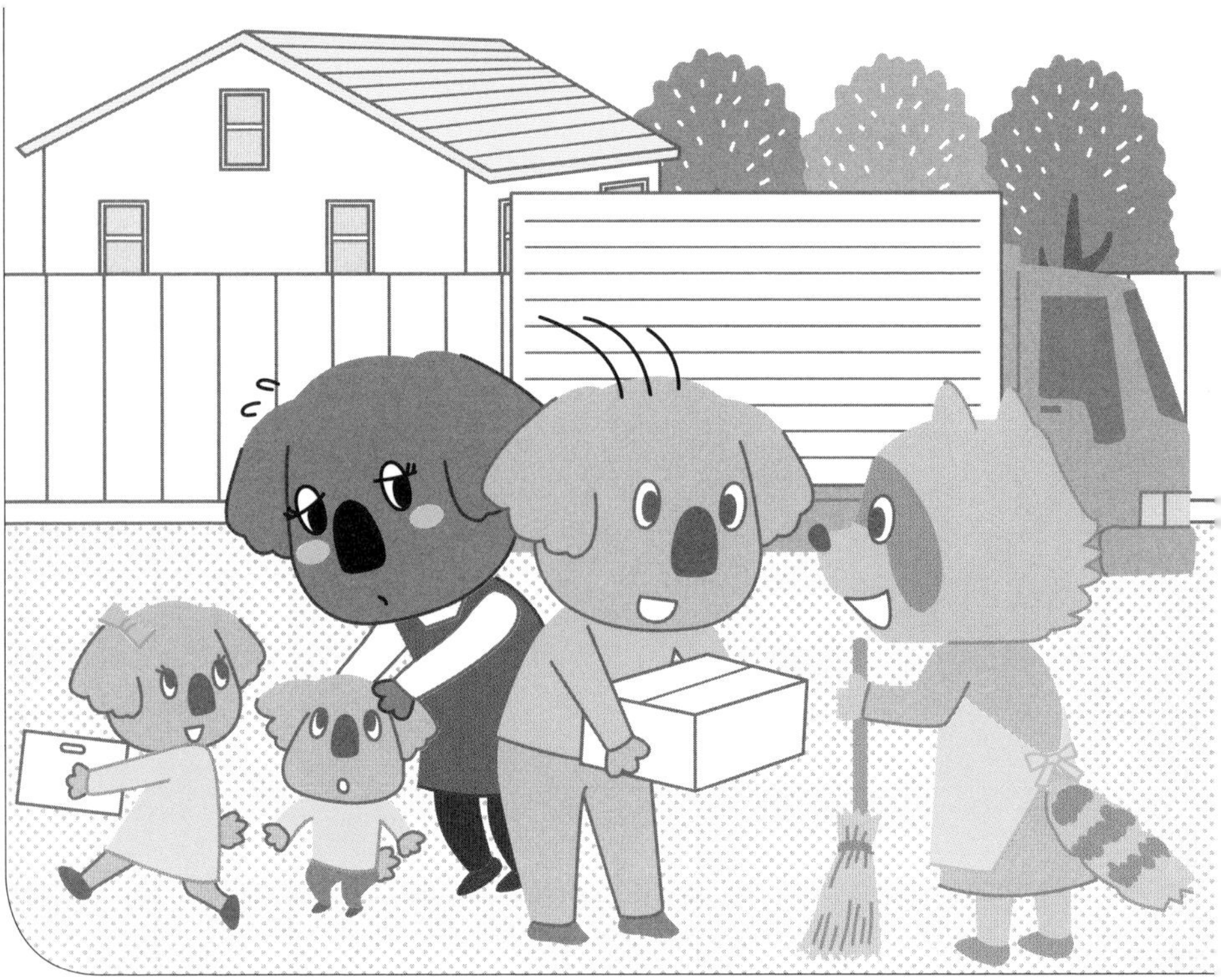

ライフスタイルの変更は苦手

42歳、女性、パート勤務

夫はフルタイムで働いているが、妻の彼女は一人息子の世話をしながらパート勤めをして、生計をやりくりしている。以前からライフスタイルの変更はとても苦手であり、たいていのことはワンパターンの繰り返しである。そのほうが気が楽でやりやすいと言う。

しかしながら、ワンパターンのライフスタイルで合う人もいるが、真逆で全然合わない人も少なくない。対人関係上は、やはり臨機応変に対応できないことから、トラブルも絶えない。

ライフスタイルの変更は苦手という特性も、ＡＳＤの特性のひとつです。すでに何度も述べたように、これも変化に弱いということからきています。

変化は不安を生みます。ＡＳＤの特性のひとつとして、不安を抱えやすく、不安に押し潰されそうになるため、結果として自閉的になります。

それゆえに、ＡＳＤは二次障害として、さまざまな不安障害（パニック障害、強迫性障害、社交不安障害、ＰＴＳＤなど）やうつ病（気分の変調レベルから躁うつ病と思えるような気分の激しいアップダウンまで）を呈しやすくなるのです。

Ｄ：感覚過敏と感覚鈍麻

光がまぶしい（視覚過敏）、夜でもサングラスをかける、昼間でも部屋を暗くする

50歳、独身女性、無職

自閉傾向が強く、生活保護を受けて暮らしている。光に非常に過敏であり（視覚過敏）、

昼間は太陽光が苦手で、外出するときはサングラスが欠かせない。また、夜でもサングラスをかけていて、昼間でも部屋を暗くするという癖がある。
彼女の部屋に遊びに来た人は、ほとんどの人があまりにも暗い部屋であるのでびっくりする。

光がまぶしい、夜でもサングラスをかける、昼間でも部屋を暗くするという特性も、ＡＳＤの特性のひとつです。これらの特性は、いわゆる視覚過敏と言われるものであり、ＡＳＤの最たる特性です。

視覚機能は、
1）形状認知（形を比べる）
2）空間認知（距離間を測る）
3）動体視力（物の動きを測る）
4）色の濃淡を見極める（光の濃淡の調整）
の４つから構成されます。

この事例は、４の「色の濃淡」に関するものです。光をまぶしく感じることから、サングラスを必要としたり、部屋を暗くしたりするなどの特性が出てきます。

昔、『ウォーリーを探せ！』という絵本がありましたが、あれなどは1の「形状認知」能力が判断できます。例えば、40人の集合写真からある特定の人物を見つけるときに、形状認知能力が問われます。瞬間的なスピードで顔や顎や髪型などのさまざまな特徴から、色々な形状を見分けて、その人物を探します。視覚機能の長けている人が最も得意とする領域です。

2の「空間認知」は距離感を測ります。この能力は、スポーツの中でもとくに球技には不可欠です。例えば、サッカーでいえば、司令塔やボランチが前線に決定機を創り出すパスを出す

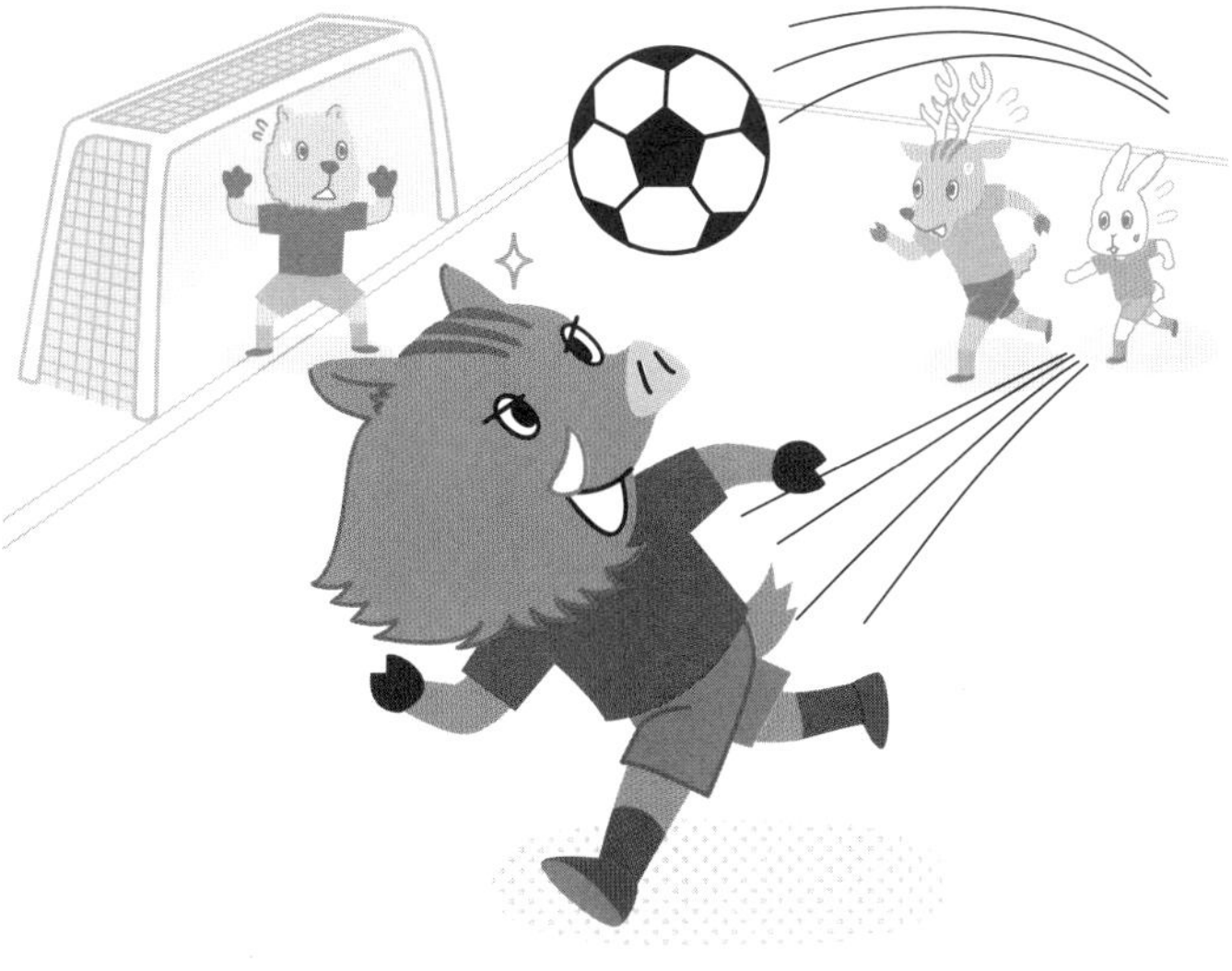

ときには、スタンドから見たような俯瞰《ふかん》図を瞬間的に思い浮かべ、2Dを3Dに切り替えることで、正確無比なパスが可能となります。また、ルービックキューブを揃えるような作業も得意です。

3の「動体視力」も同様にスポーツでは欠かせません。野球でいえば、イチローのように、メジャーリーグの投手が投げる重くて速い球を、卓越した動体視力の良さから正確にミートできるということになります。

視覚機能が長けている人は、その代償というわけでもないのでしょうが、聴覚機能はそう高くないことのほうが多く、ごく稀に聴覚も視覚も卓越した人がいます。

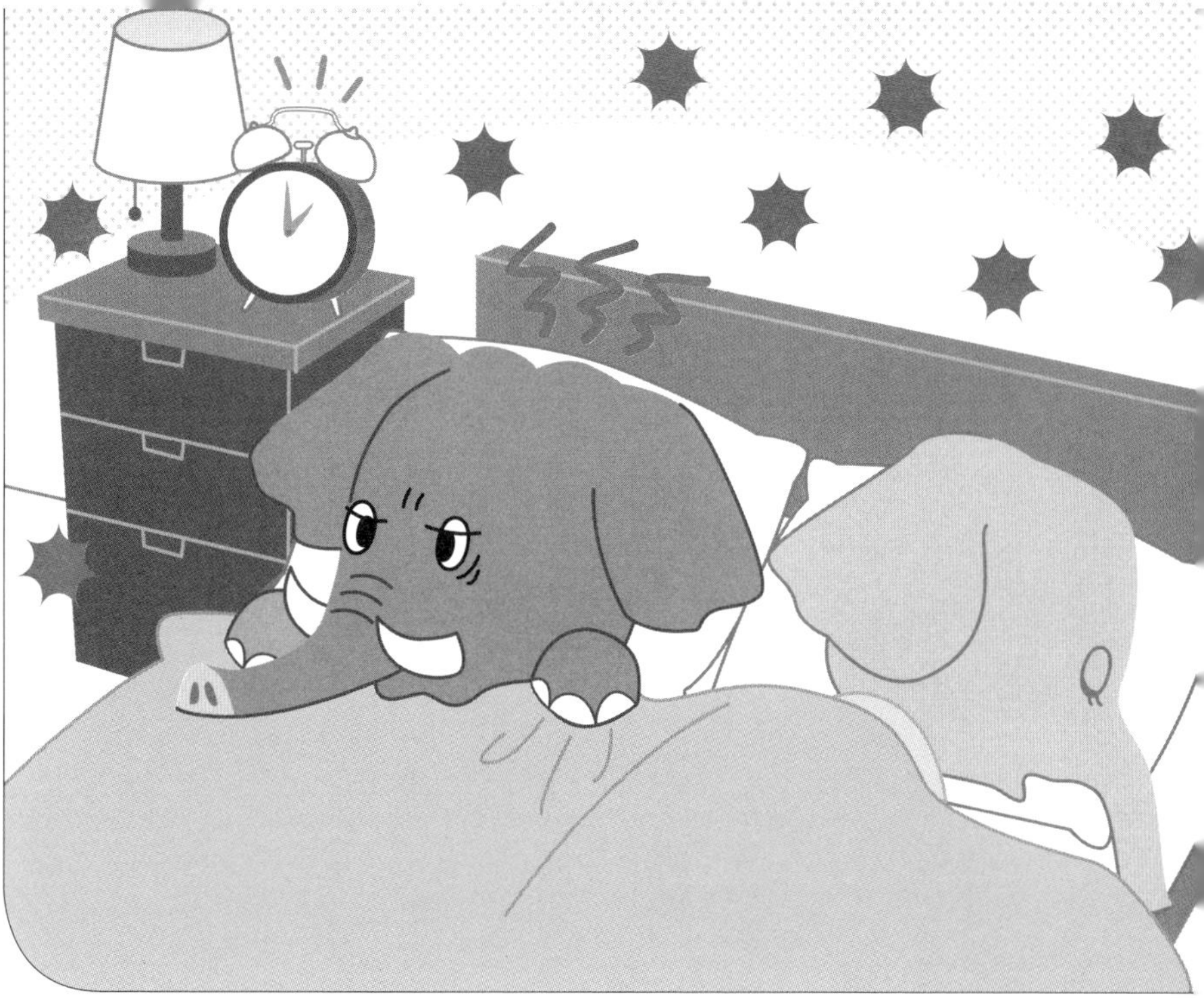

小さい音でも拾ってしまう（聴覚過敏）、人が多い所はうるさいので避けてしまう

35歳、独身男性

ひとり暮らしで、仕事はアルバイト程度しかできない。小さな音や声であっても過剰に気になり、結果として人の多い所を避けるようになるため、どんな仕事も上手くいかなくなる。ある程度、軌道に乗っても、自分と合わない人が増えてくると被害的な念慮が強くなり、不適応を起こすので、あちこちの職場を転々としている。

現在、自宅近くの心療内科で抗精神病薬を処方してもらい、音に対する過敏性をコントロールしているが、その一方で、眠気などの副作用で苦しんでいる。


小さい音でも拾ってしまう、人が多いところはうるさいので避けてしまうという特性も、ＡＳＤの特性のひとつです。

大勢の人が集まる集会所や人ごみの中にいると、色々な人たちの声を拾ってしまうのですが、この場合では統合失調症の幻聴との鑑別が難しいことがあります。

大きな音が苦手、大声を出す男性、ヒステリックな（甲高い）声を出す女性は苦手（聴覚過敏）

12歳、女子、小学6年生

性格はおとなしく上品な感じで、人前ではあまりしゃべらない、物静かなタイプである。

大声を出す男性、ヒステリックな（甲高い）声を出す女性は苦手だという。そして、大きな音も全般的に苦手である。総じて、静かな状況で清楚にしているのが好きなようだ。

大きな音が苦手、大声を出す男性、ヒステリックな（甲高い）声を出す女性は苦手という特性も、ＡＳＤの特性のひとつです。

人間の多くは、非常に大きな音は嫌いであり、騒音のように感じてしまいます。聴覚的な感受性の強い人は、音に対して非常に過敏であるがゆえに、少し大きめの音でも嫌がる人が少なくありません。

また同じ声や音でも、ただ単純に音の大きさではなく、音の質つまり音色によって感じ方が大きく変化します。例えば、黒板を爪でひっかくような音は、誰でも耳障りです。それから、女性のヒステリックな甲高い声が苦手な人もいれば、子どもの「わーわー、キャーキャー」と叫ぶ声が苦手な人もいます。

テレビなどをつけたまま話をすることが苦手な人もいれば、何か音がないと淋しく感じるという人もいます。

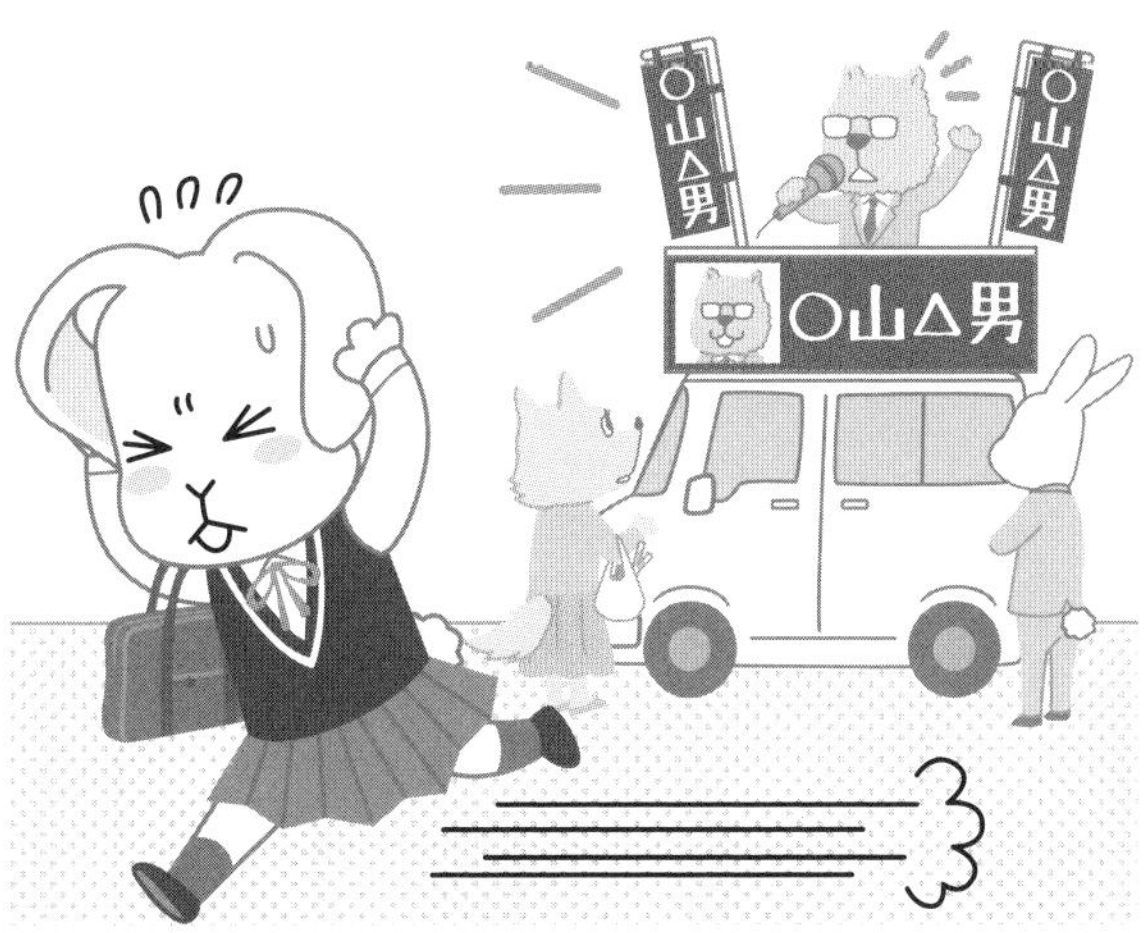

例えば、授業中に近くの人が小声で話していても、その声を拾ってしまって授業に集中できない人がいます。とても小さな音を拾ってしまうがゆえの障壁です。難聴で聞こえないのも大変な障壁ですが、地獄耳のように拾いすぎるのも困ったものです。

対策と工夫、治療

聴覚過敏に対する有効な治療法は、現在のところ確立していません。対策としては、イヤーマフや耳栓、ノイズキャンセリングイヤホンなどの活用と、音を減らす、避けるといった環境調整が中心となります。具体的には、テレビや電気機器の音を調整する、買い物などは人の少ない時間や場所を選ぶ、家庭などでは大声を出さない、穏やかに話すなどです。

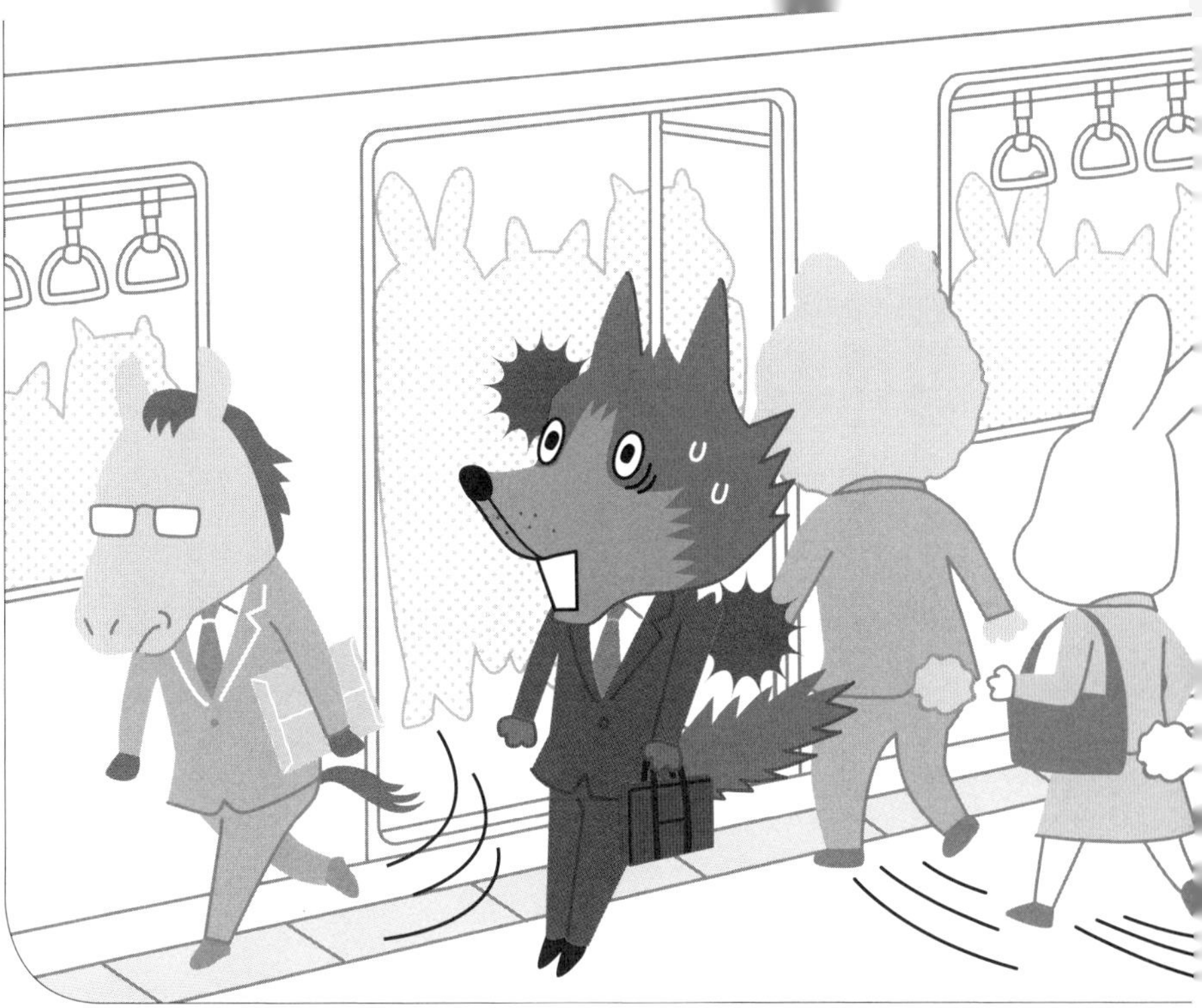

身体に触れられると「びくっ」とする（触覚過敏）

19歳、男子、大学1年生

一年浪人したのち、今年大学に合格した。身体に触れられると「びくっ」とするという触覚過敏を持っている。セーターでも首回りの肌触りが良くないものは着ることができない。

人と身体が触れ合うような満員電車はとても苦手であり、乗ることはできない状態である。

身体に触れられると「びくっ」とする（触覚過敏）という特性は、ASDの特性のひとつです。

触覚過敏は、ときにアドバンテージとして作用することもあります。例えば、足の裏の感覚が異常に優れている人もいます。アイススケーターなどのように分厚くて重いスケート靴を履いたとしても、皮膚の感覚過敏が幸いし、他の人よりもいい成績を残せます。靴を履いていても裸足に近い感覚を持つことができるのです。

指先のタッチの感覚が優れている

25歳、男性、フリーター

バイクや車などが大好きだが、それ以外のことには興味や関心があまりない。彼は、指先のタッチの感覚が優れている。そのせいで繊細なタッチングがとても得意である。友人からは、「マッサージ関係の仕事が向いているんじゃないの?」と言われることがある。

指先のタッチの感覚が優れているという特性も、ＡＳＤの特性のひとつです。

これは、触覚過敏のひとつである可能性があります。指先の感覚が非常に過敏であり、人一倍感じやすいのでしょう。

加えて、この男性は興味や関心に大きな偏りがあるようですから、ＡＤＨＤの特性を併せ持っている可能性が考えられます。ＡＳＤとＡＤＨＤが併存している症例というのは、めずらしくありません。

ただ、ＡＳＤやＡＤＨＤの特性をいくつか持っていても、本人が苦痛を感じておらず、周囲もその特性を受け入れているのならば問題はありません。

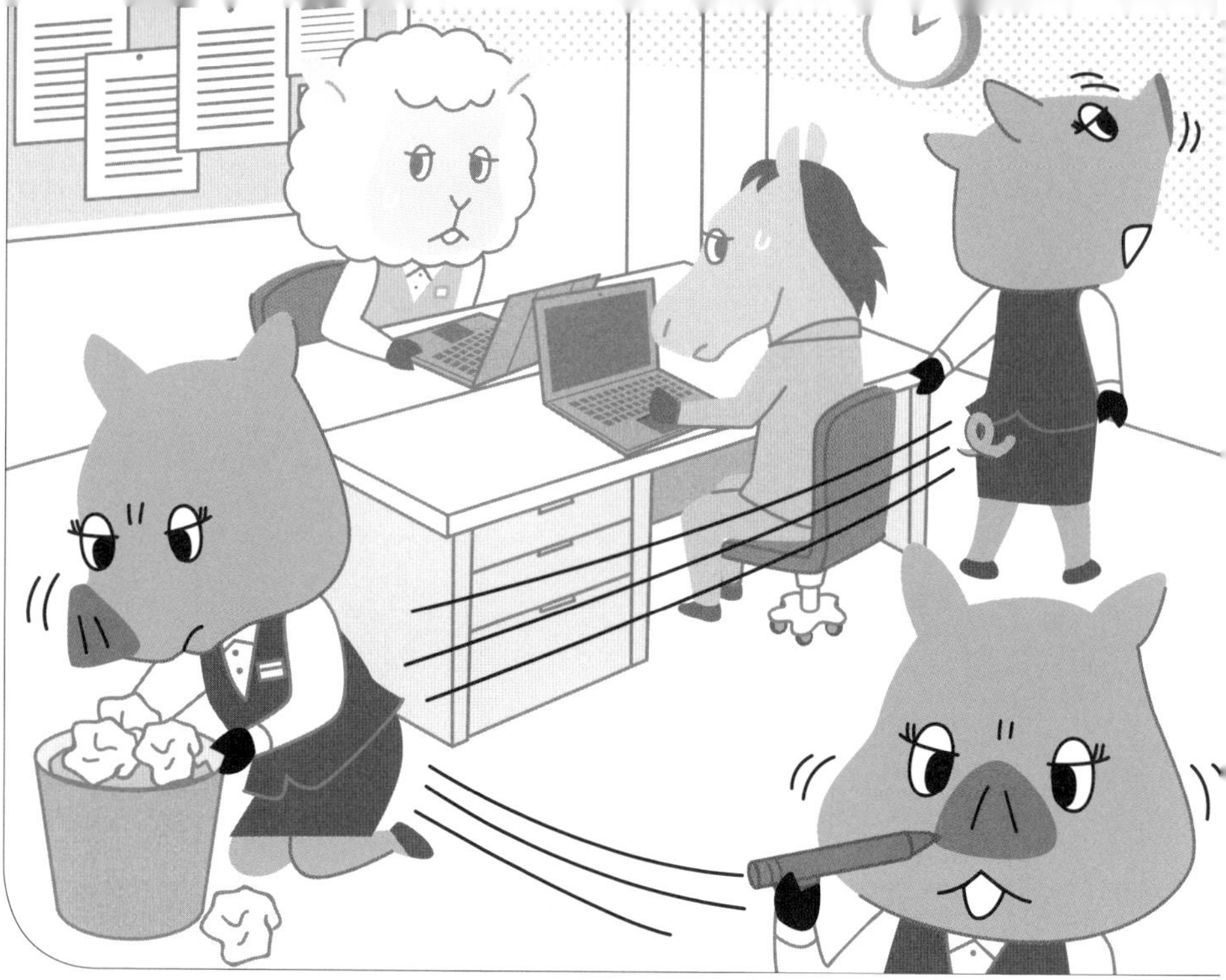

ちょっとした臭いでも気になる（嗅覚過敏）

26歳、女性、家事手伝い

自閉傾向が強い人である。少しの臭いでも感じ取り、しかも不快に思える臭いがほとんどである。外出して人に近づくと、色々な臭いを嗅ぎ取ることができるために、都会ではとても生きづらい。

母親の実家がかなりの田舎にあるのだが、そこでの自然な香りは嫌いではないと言う。

ちょっとした臭いでも気になるという特性も、ＡＳＤの特性のひとつです。嗅覚過敏を持つ人は少なくないように思います。もし味覚過敏も持ち合わせることができれば、シェフには最適かもしれません。臭いだけでもワインのソムリエに向いているかもしれません。医師のなかにも、嗅覚過敏や味覚過敏などを持ち合わせ、すごいグルメになっている人も身近に大勢います。

注意してほしいのですが、嗅覚過敏や味覚過敏などがあるからといって発達障害と診断することは到底できません。しかしながら、発達の凸凹を持っていることは確かです。その凸凹が小さく、上手く社会に適応できる点を多く持っていることで、全然問題なく人生を有意義に過ごしている人も少なくありません。

これまで、嗅覚、味覚、視覚、触覚、聴覚などの感覚過敏を中心に論じてきましたが、正反対の「感覚鈍麻」の人たちの中にも、発達障害のグレーゾーン、あるいはボーダーである人が少なくないように思います。たまたま感覚系に発達の凸凹はなくても、それ以外の例えば言語機能などに発達の凸凹が顕著なこともあります。

要するに、発達にはさまざまな側面があるので、一方的に「こういうパターンが発達障害の特性である」と決めつけないほうが無難かもしれません。人間の顔と同様に、実に千差万別なのが発達障害のように思われます。

人によくぶつかる

50歳、女性、パート勤務

鉄道の改札口や地下鉄の降り口などで、人によくぶつかる。

ひどいときは路上を歩いているときも、避ければぶつからなくてすむのに、その距離感が取れないのか、よくぶつかってしまう。

人によくぶつかるという特性も、ＡＳＤの特性のひとつです。

*ＷＡＩＳのような知能テストを行うと、知覚系のなかでも視覚機能が低いというデータが出るかもしれません。ちなみにＷＡＩＳでは、知覚を統合する能力や、言語を理解する能力な

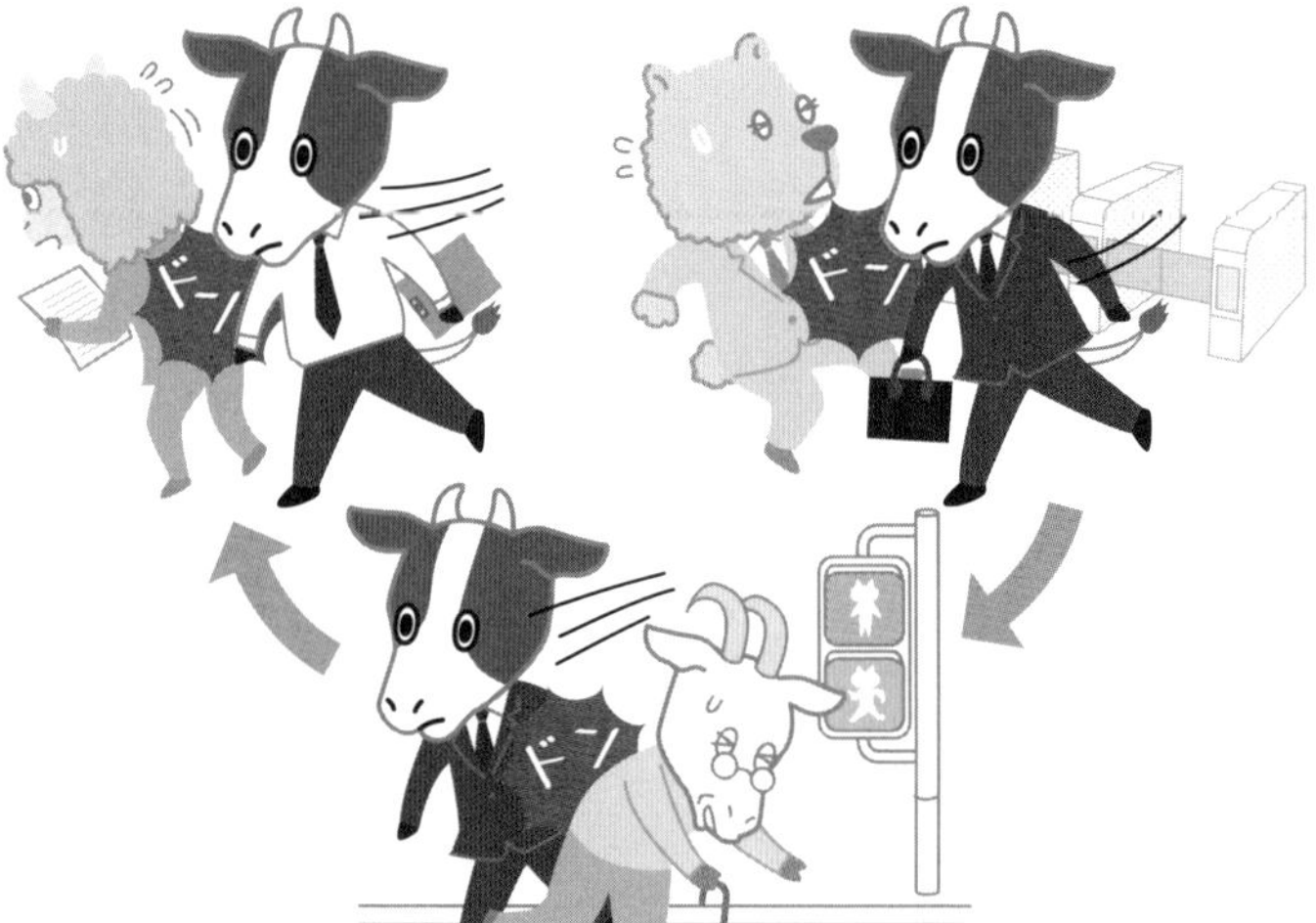

ど、それぞれの能力が数値で示されます。発達の凸凹があると、スコアも項目ごとにバランスが偏る傾向がみられるのですが、ＷＡＩＳだけで発達障害の診断を行うことはできません。

重要な点は、そのような特性がＡＳＤやＡＤＨＤから来ているのか、あるいは発達障害ではあるが視覚機能のみが落ちているということもあります。ＷＡＩＳでは、人によっては言語機能のスコアが顕著に高いために、視覚機能が落ちているわけではないのに、相対的に低く見えることもあるので、十分な吟味が必要です。

＊ＷＡＩＳ：ウェクスラー成人知能検査、ウェイス。世界的に利用され信頼性も高いとされる知能検査法で、言語性ＩＱ、動作性ＩＱ、全検査ＩＱを推定できる。

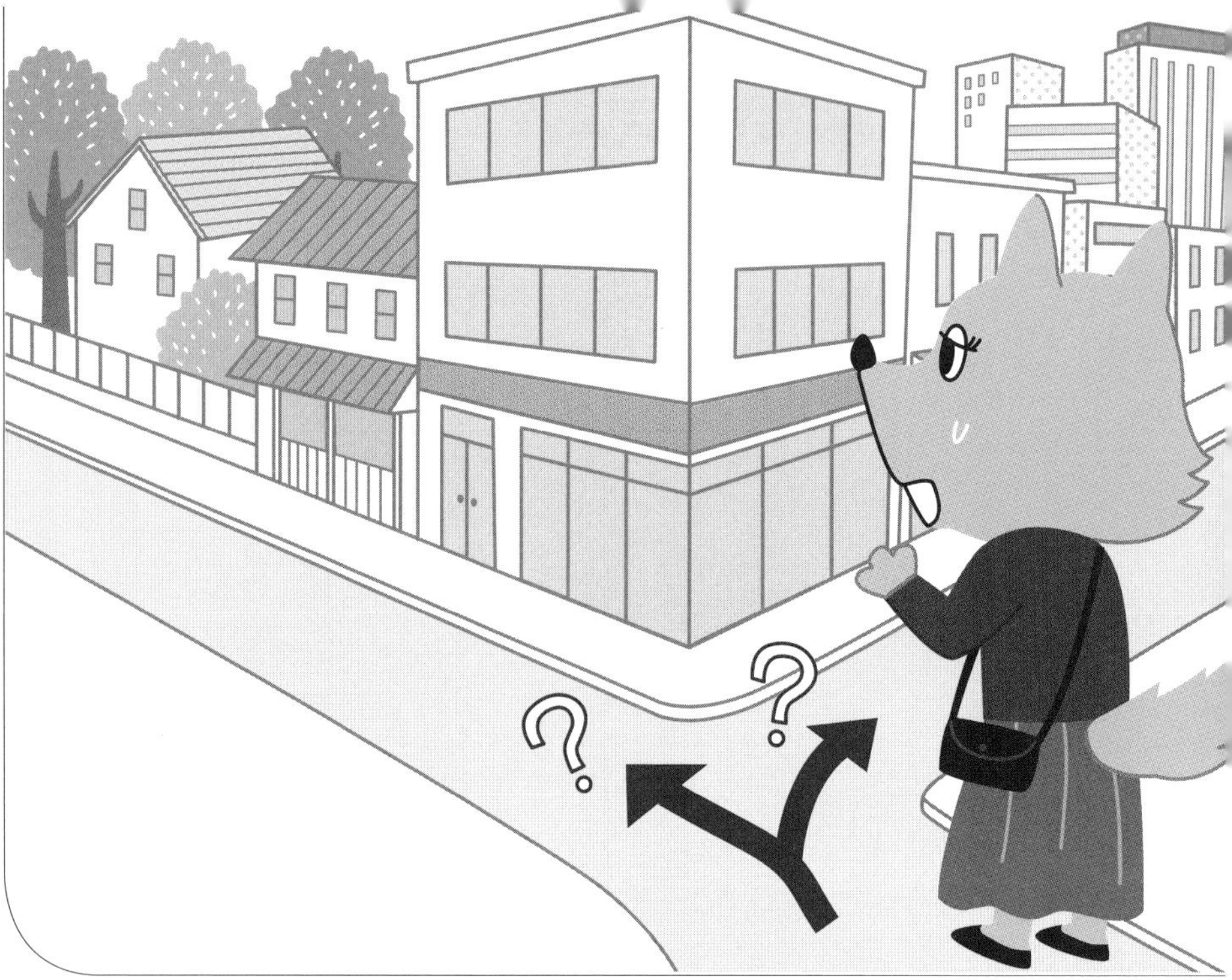

方向音痴で迷子になる

たまに外出すると、駅の構内などでよく迷子になる。都会であれば、普通の路上でも迷子になることがある。自分自身では、ものすごく方向音痴であると思っている。

35歳、主婦

方向音痴で迷子になるという特性も、ＡＳＤの特性のひとつです。

例えば、都心の地下鉄の駅で、出口がＡ１からＡ10まで十数種類あるとします。彼女は視覚的に風景で覚えるのが苦手です。画像の形式で脳のなかに取り込むのが下手ということになります。数字などを識別の材料とするのが精一杯です。

この事例では、視覚機能の中でも形状の識別が得意ではないように推測できます。また、空間認知能力といって、方向や距離、空間の広がりなどを捉える能力が低いことも関係しています。

対策と工夫

このような人は、地図を読むのも苦手なので、紙に印刷された地図しかなかったひと昔前までは大変苦労したものです。しかし今は、スマホの地図アプリやナビアプリがあります。地図を読めなくても、アプリが文字や音声で進む方向や曲がる方向を案内してくれるので、このような便利なアプリをどんどん活用するとよいでしょう。

E：理論が好き

理論が好きで、理屈っぽい

45歳、男性、大学教員

頭脳は明晰で、論理的な思考が得意である。家族によれば、理論が好きで、いつも理屈っぽい。

子どもが言うには、何を言っても言い負かされるので、父親と話すのは嫌だとのこと。そのことは、共感的な対応をするのが苦手という特徴にも密接に関連していると思われる。

理論が好きで、理屈っぽいという特性も、ASDの特性のひとつです。

何事も論理が優先し、他人への共感的態度が欠如している傾向が強くみられます。過度に理屈っぽいと、とくに女性はその理論で縛られるような感覚を覚えます。女性の多くは、「わかってくれさえすればいい」という共感的な対応を求めているのに、やたらと論理が優先するような、ある意味男性的な態度は嫌われる傾向があります。

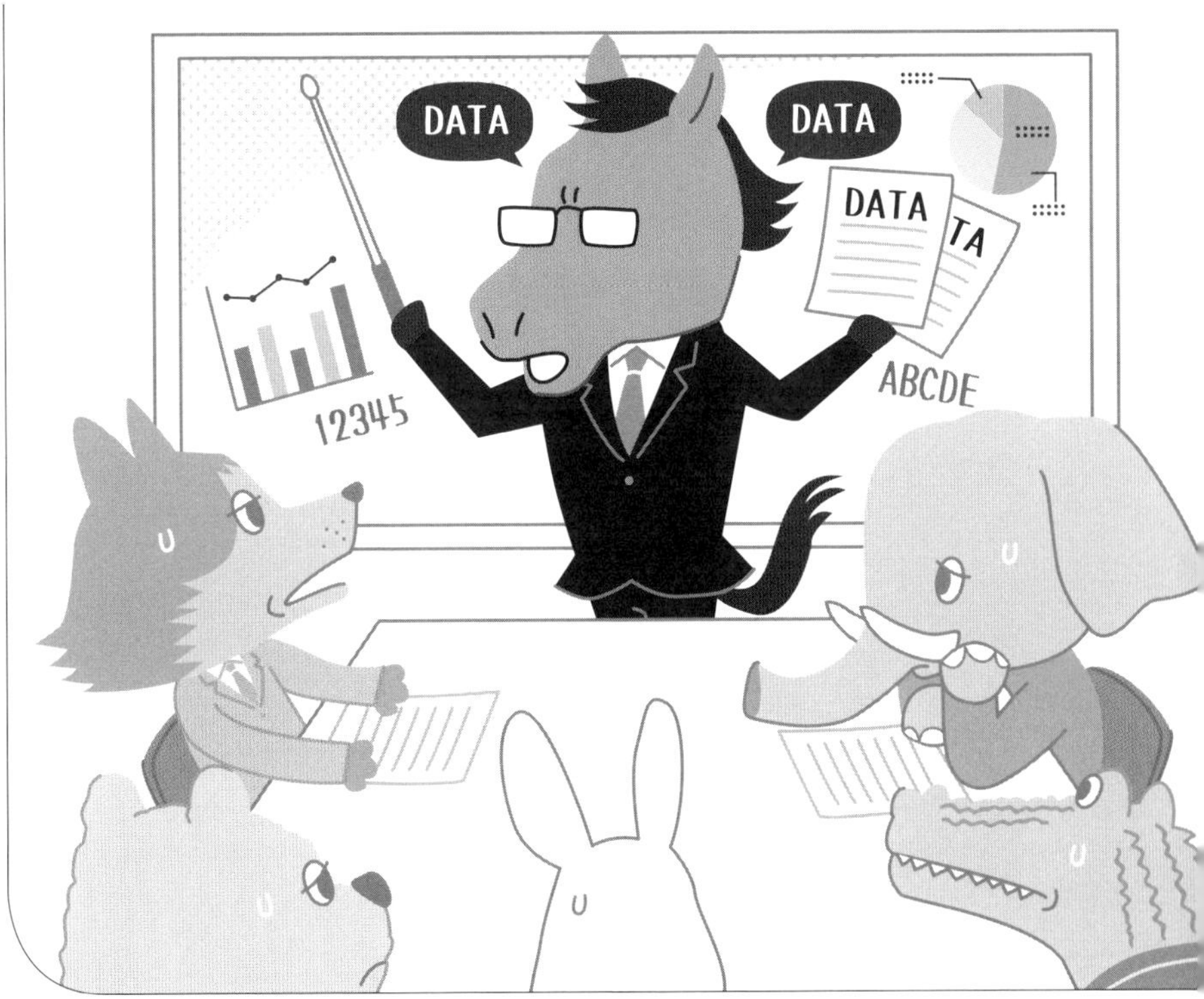

感覚よりも理論を大切にする

36歳、バツイチ男性、一級建築士

数学的なことや細かい計算などは異常に得意で、数字にこだわるきらいがある。感覚系のうちの視覚機能、そのなかでも空間認知能力に長けているが、感覚よりも理論を大切にする男性である。

結婚していたが、妻はそういう彼にはついていけずに昨年離婚した。

感覚よりも理論を大切にするという特性は、ＡＳＤの特性のひとつです。

数字などのはっきりとしたものを計算するなどの領域は得意です。その代償として、感覚系は全体的に強くありません。しかしながら、建築関係の人たちなどは視覚系、なかでも空間認知に関する能力には高いものがあります。

ＡＳＤの人たちの中には、優れた感覚機能を持っている人も少なくありません。しかし、全体のバランスがとれていないことが多いようです。

感覚を大切にする

数字などの細かい計算はかなり苦手なのだが、感覚的なものに長けていて、好きなリズムに対しては勝手に体が動いてしまうほどの才覚の持ち主である。

何事に関しても、感覚を大切にする人である。

40歳、女性、ダンス振付師

前項とは逆になりますが、感覚を大切にするという特性も、ＡＳＤの特性のひとつです。

言葉を額面通りにしか受け取ることができないＡＳＤの人もいれば、その一方で感覚をとても大切にして、非言語性コミュニケーションに異常に長ける芸術家タイプのＡＳＤの人もいます。

前者の言語機能優位のＡＳＤは、論理を大切にする行政関係の人たちや研究者などに多く、後者の感覚系優位のＡＳＤは、感覚をとても大切にするアーティストに多いように思います。

どちらがいいかなどの議論は必要ありません。前者の理論派はその特徴を生かし、後者のアート系のタイプの人は感覚を大切にしていけばいいのです。

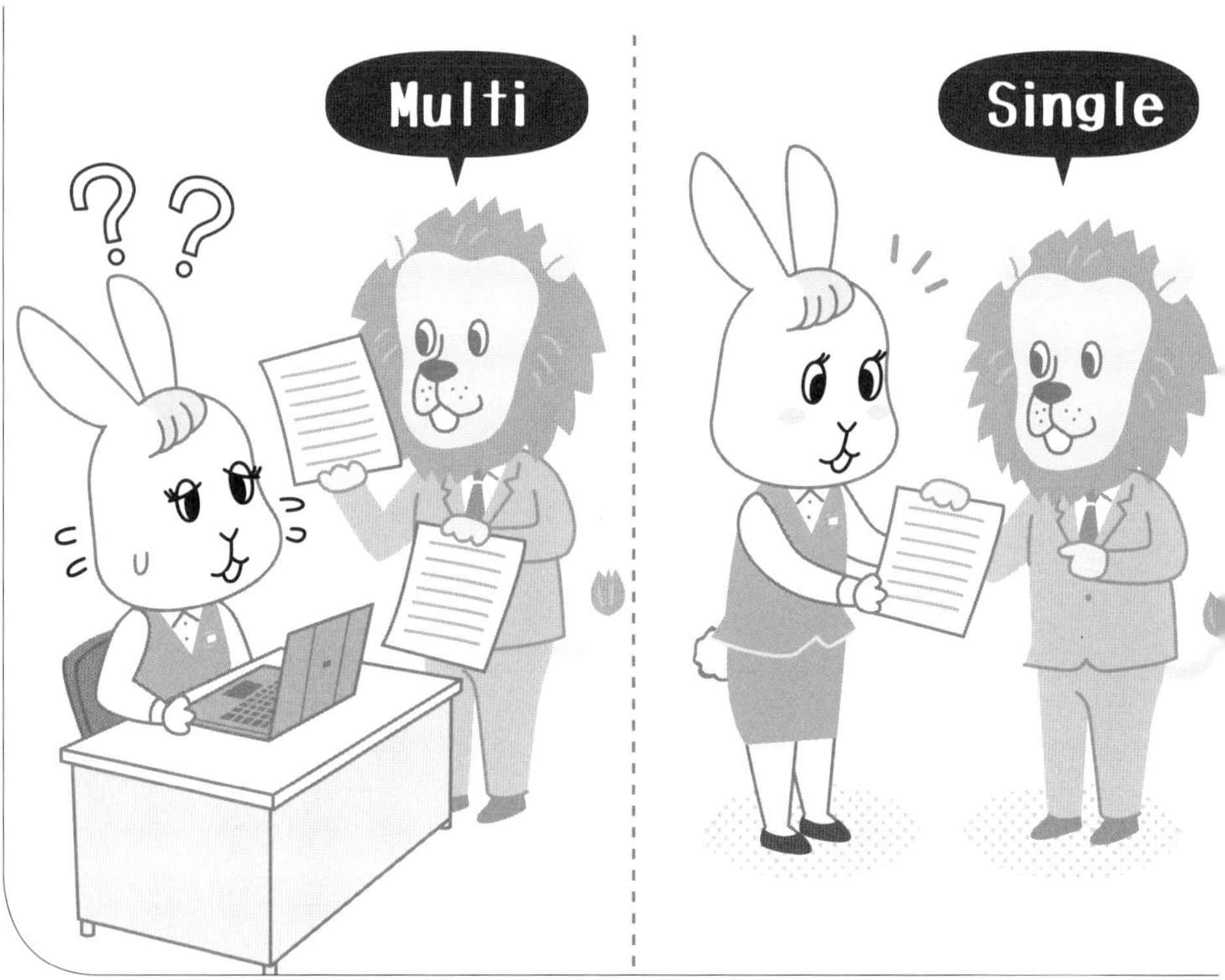

F：協調性

マルチタスクは苦手で、シングルタスクはできる

23歳、女性、新卒一年目

デザイン関係の仕事を希望して就活し、その希望通りの会社に入社できた。しかし、入社後一年目は下積みで雑用ばかりをしている。先輩の指示通りに、あっちの仕事のヘルプをしては、次はこっちの仕事のヘルプといった具合で、次第に仕事が重複して複雑化していく。徐々に混乱して、わけがわからなくなってきた。

マルチタスクは苦手で、シングルタスクはできるという行動特性は、すでに述べたようにＡＤＨＤにみられる特性のひとつです。ＡＤＨＤでは、視覚や聴覚刺激で注意がそれてしまう点がポイントでした。

これに対して、ＡＳＤでもマルチタスクは苦手で、シングルタスクはできるという行動特性が生じます。ＡＳＤの場合、複数のことをコンビネーションよく、シンクロナイズすることが苦手であるがゆえに、マルチタスクができないことがあります。要するに協調運動のような脳の動きがうまくできないのです。

例えば、小学校の運動会でダンス演技があり、学年全体である一定の動きをしないといけないにも関わらず、その子どもだけはワンテンポずれます。その子は前の子の動きを真似て必死についていこうとするのですが、それができないのです。つまり、ＡＤＨＤのように注意が散漫なために起きるのではなく、ＡＳＤではシンクロナイズした動きが苦手なのです。

もし、ＡＤＨＤとＡＳＤの両者が併存していれば、少し話はややこしくなってきますし、鑑別が難しくなります。

ボール運動は苦手

13歳、女子、中学2年生

スポーツとしては、水泳は得意であるが、ボール遊び（球技）やダンスは全然ダメである。とくにダンスのようにリズムを取る作業は大の苦手。

運動のみならず、普段の行動を見ても、ダブルタスク以上のマルチタスクは上手ではない。

ボール運動などのマルチタスクを求められる運動、手足の連動を求められる協調運動、例えばスキップなどはとても苦手です。ダンスも概して苦手です。しかしながら、陸上競技や水泳

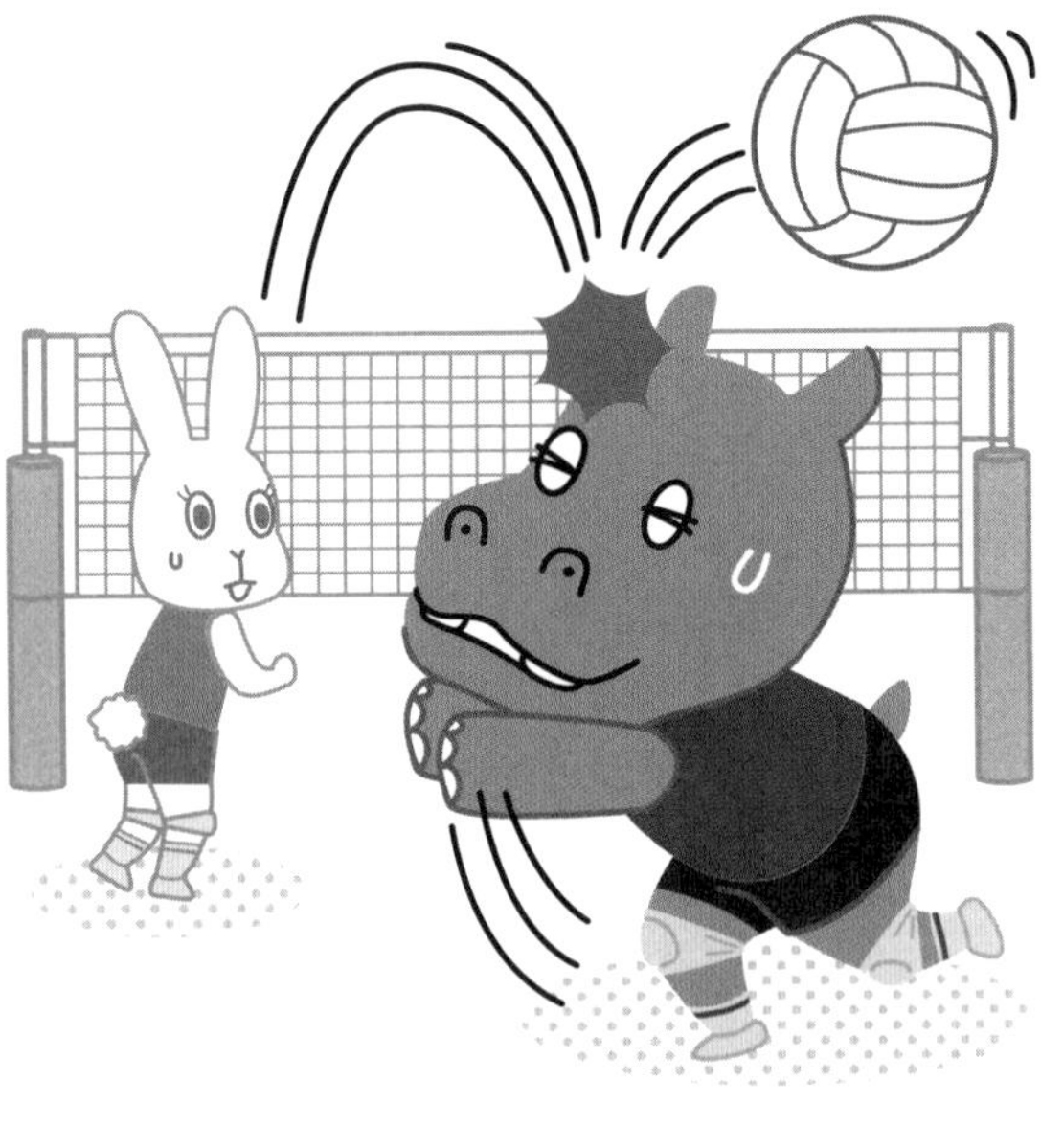

などのシングルタスクの運動は十分に可能です。人によっては異常に得意なこともあります。

サッカーなどのようにボールを保持しながら、ドリブルし、周囲を見てパスを出すといったトリプルの作業は、当然ながら苦手になります。自動車の運転も同様で、手足の連動した動きに加えて、目を使い周囲に注意を払わないといけないので、これもまたマルチタスク、トリプルタスクであり、とても苦手です。

対策と工夫

発達障害の特性によるマルチタスクの苦手は、努力やトレーニングで克服するのは難しいものです。それよりも、得意なことを伸ばすことを考えたほうが得策です。また、複数の指示や複雑な作業は、優先順位を周囲の人に確認するなどして、シングルタスクに一つひとつ分けてこなすようにするとよいでしょう。

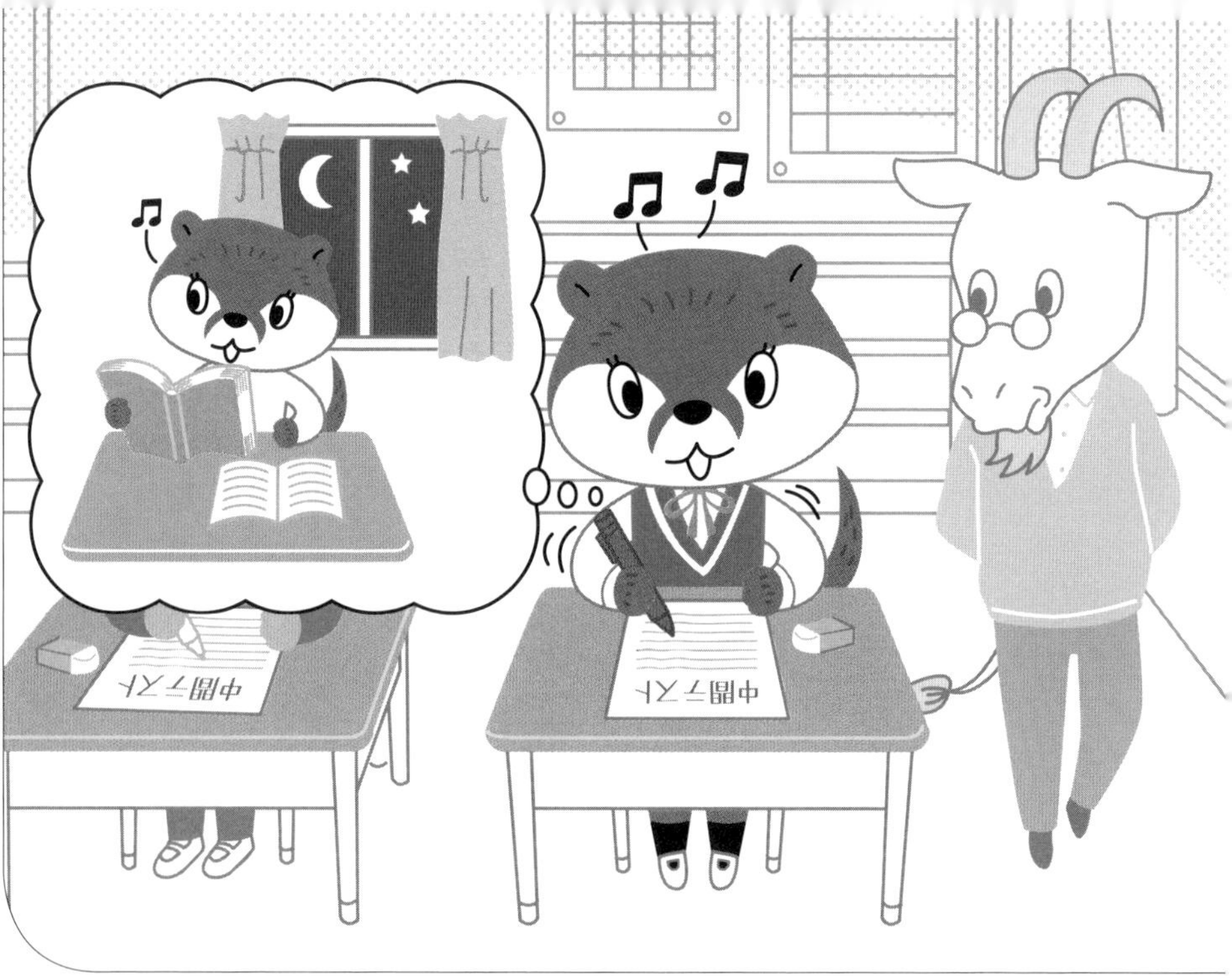

G：暗記

目にしたものをすぐに憶えることができる

16歳、女子、高校1年生

目にしたものをすぐに憶えることができる。それはあたかも、その場で写真を撮ったかのように脳にファイリングできる。

周囲の子どもたちは彼女の優秀さに驚くが、「優秀」というよりも、目にしたものを丸ごと覚えることができる、特殊な視覚機能を持っているように見える。

目にしたものをすぐに憶えることができるという特性は、ＡＳＤの特性のひとつです。

ノートを１ページ丸ごと憶えたり、教科書１ページをそのまま憶えたりすることができます。しかし、憶えた内容は１ページまとめてファイル保存したかのように憶えているので、暗記科目なら得意ですが、憶えている知識のみを問う問題ではなく応用問題になると、ややできが落ちることもあります。

こういう人は一夜漬けが効くタイプです。コツコツと勉強するのではなく、一括して憶えてしまうのでとても楽です。

比喩的にいえば、レストランのコースやセットメニューのようなものです。一品一品好きなものをチョイスする方法ではありません。前者がいいこともあれば、後者が適していることもあり、一概にどちらがいいとは言い切れないところです。

想像するよりも暗記が得意

17歳、女子、高校２年生

学校のクラスでは人文系である。想像するよりも暗記するのが得意。理数系のように物作りをしたり理論立てて考えたりするのは好きではない。

それよりも読書が好きで、文学作品が大好き。それも、読んだ本の中で好きな箇所は丸ごと憶えてしまうほど熱中できる。

想像するよりも暗記が得意という特性も、ＡＳＤの特性のひとつです。

しかし、すべてのＡＳＤがそうとは限りません。物作りが非常に好きな人もいれば、物事を論理立てて考えるのが好きな人もいます。わかりやすくいえば、アンバランスでどちらかに極端に長けている場合があるということです。

同じ発達障害の中でも、ＡＳＤの人たちは憶えるのが得意ですが、ＡＤＨＤの人たちは憶えるのが苦手であり、聞いたことが頭の中から抜けてしまいます。認知症ではありませんが、認知症の高齢者のように、短期記憶が著しく欠如していることがあるのです。

確かにＡＳＤでは憶えるのが得意で一見便利のように思えるかもしれませんが、必ずしもそうとは限りません。なぜなら、忘れたいことがあってもトラウマ（心的外傷）として頭の中にいつまでも残り、忘れることができないがゆえに些細な刺激でフラッシュバックし、その記憶が蘇って精神的に苦しむことが少なくないからです。すぐに忘れてしまうのも困りますが、忘れることができないのも困ったものです。

世の中、中庸と言うか、ほどほどがいいということもよくあります。お金持ちが幸せかと言うと、そうではないというデータがたくさんあります。ある金額までは幸福とお金は正の相関関係を示しますが、一定の金額を超えると、お金を巡ってトラブルが発生しやすくなり、不幸のどん底に転げ落ちることもあります。

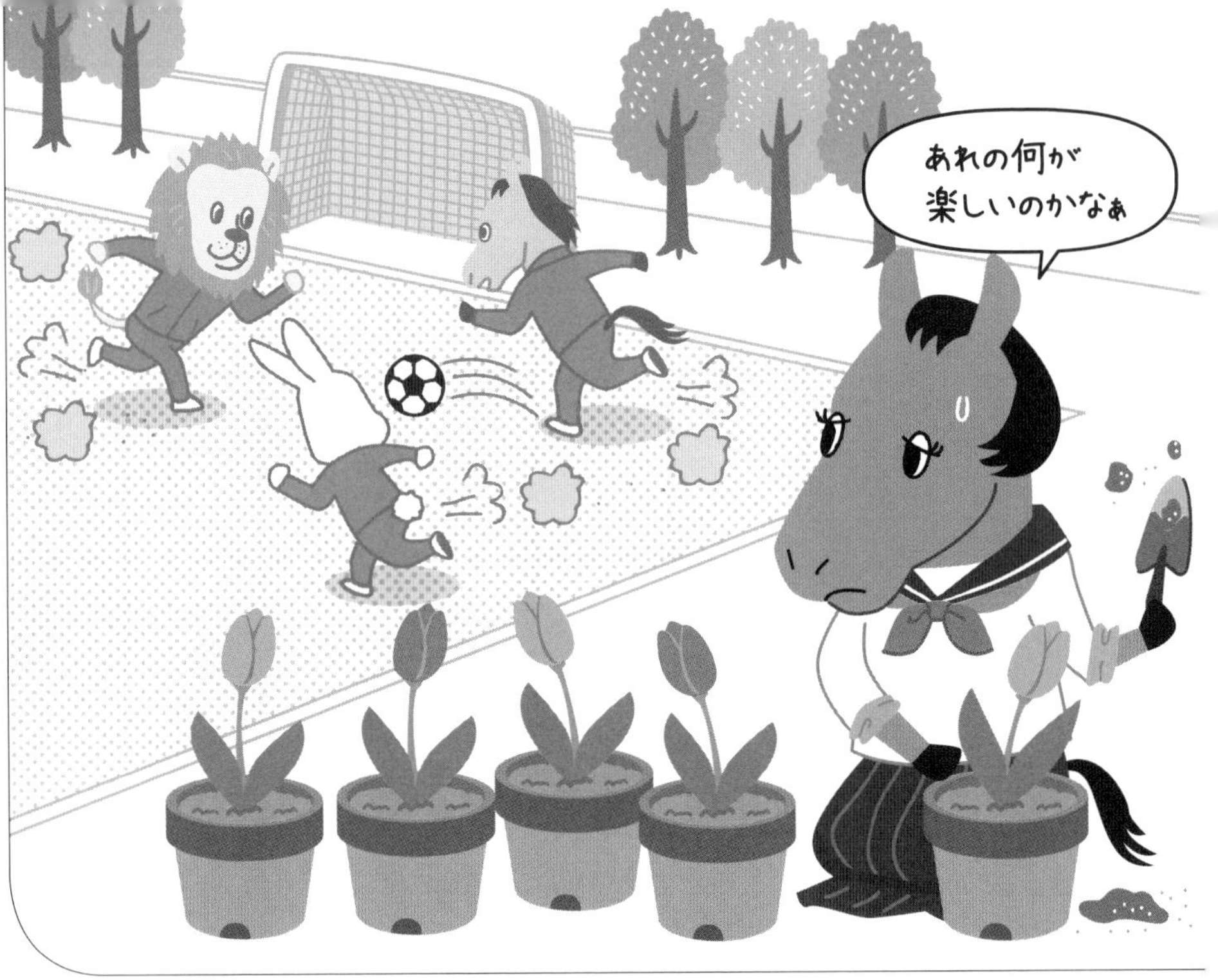

H：行動パターン

早い動きよりもスローな動きが好き

16歳、女子、通信制高校に在籍

自閉傾向が顕著になっていて、ここ数年は家から出ようとせず、学校にも通わないし、友だちも全然いない。

自宅では、ほとんど寝ているだけである。早い動きよりも、スローな動きが好きなようだ。

早い動きよりもスローな動きが好きという特性は、ASDの特性のひとつです。

男性は、100メートル走のようにスピード感のあるものが好きな傾向がありますが、女性は勝負ごとにこだわることなく、ゆったりとした安心できるスローな動きが好きな傾向があります。

発達障害のなかでもＡＳＤでは、動きのスローなものがいいと言う人が多いように思います。

集団行動は苦手で、ひとりの自由な行動がいい

17歳、女子、高校３年生

集団行動は苦手なので、ひとりで自由に行動したいという。日本人女性によくみられる群れをつくるような行動を極端に嫌う。

そのため、いつもひとりでいる状態が続いているが、誰にも気を遣わなくていいので、大変気が楽だと言っている。

集団行動は苦手で、ひとりの自由な行動がいいという特性は、ＡＳＤの特性のひとつです。誰かに気を遣うのは苦手であり、ひとりだけの単独行動がいいと言います。

これは、もともとひとりでいることを好むという場合もありますが、コミュニケーションの苦手からだんだんと集団行動を避けるようになっていったという場合もあります。周囲からは「変わり者」などといった目で見られることもありますが、本人はいつもひとりでいることに淋しさや違和感を感じていないことが多いように思います。

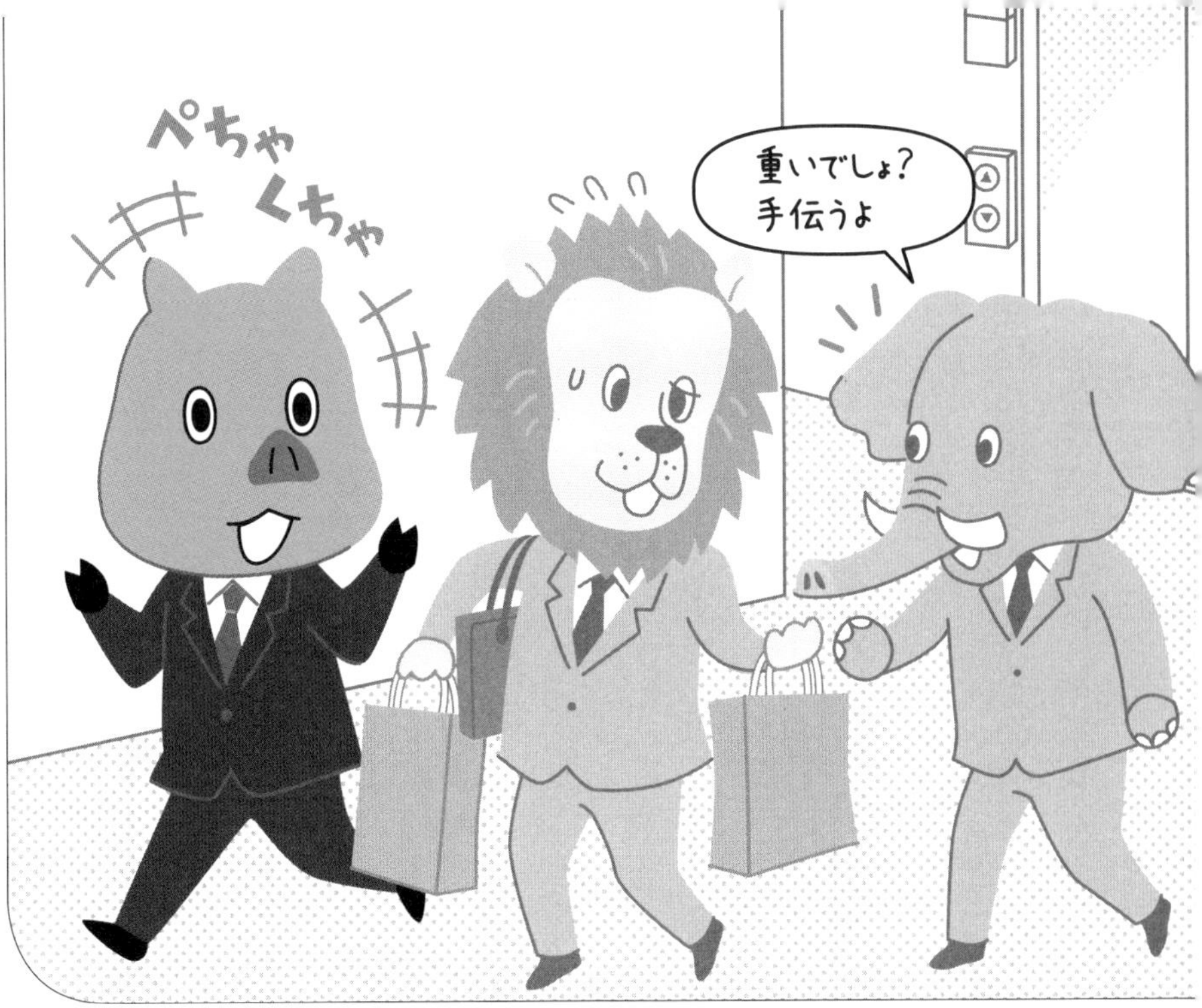

些細な配慮でも苦手

20歳、男性、大学2年生

一人っ子で、今まで母親の過剰な干渉を受けながら育った。彼は周囲に対して配慮することがとても苦手であり、友だちは小学生時代からの幼馴染み以外には誰一人いない。

些細な配慮でさえ苦手という特性は、ASDの特性のひとつです。

ここまで何度も出てきたように、ひとりの世界を好み、対人関係を拒む傾向があります。このようなASDの状態がひどくなると、自宅にこもってしまい、ほとんど外出もしなくなります。

恋人などのパートナーに干渉されたくない

21歳、女性、大学3年生

現在、同棲中の彼氏がいるが、彼は空気のような存在であり、彼女が設定しているセーフティエリア内に対して干渉することはない。彼女は、自分が落ち着けるスペースを持っていて、そのなかに無断で入られることを極端に嫌う。

彼氏はそういう自分の特性を理解してくれているので、一緒に生活していても精神的な苦痛を感じなくて済むと言っている。

恋人などのパートナーにも干渉されたくないという特性は、ＡＳＤの特性のひとつです。

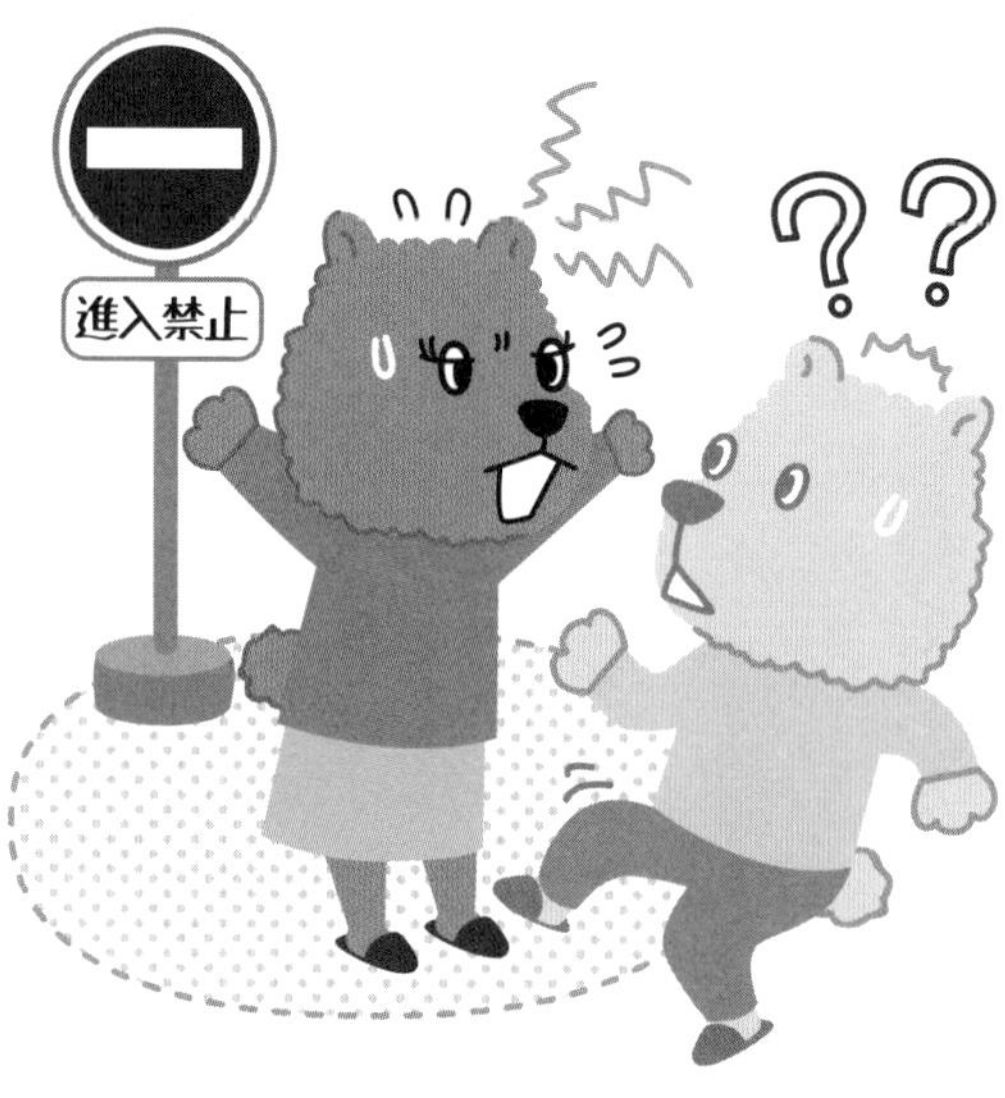

自分が落ち着けるスペース（空間）を持っていて、そのなかに無断で入ってこられることを嫌います。自閉傾向が強いのですが、自分に干渉しようとせず、自分が設定しているセーフティエリアに入ってこない存在であれば、何とか一緒に過ごすことができます。

根回しは苦手

38歳、独身男性、会社員

性格は真面目で、相手の言うことをそのまま真に受けてしまう。根回しなどの気のきいたことはできないし、そもそも相手に配慮することもできない。

根回しは苦手という特性も、ＡＳＤの特性のひとつです。

相手の気持ちを推察できないので、根回しなどはとてもできません。下手に根回しをしようとすると、相手を怒らせないとも限りません。

表面上のお世辞を言うことが苦手

建築や土木関係の細かい作業を黙々と続けることは得意だが、対人関係の構築がうまくできない。表面上のお世辞を言うことも苦手である。

26歳、男性、建築関係に従事

表面上のお世辞は苦手という特性は、ＡＳＤの特性のひとつです。

この特性もまた、表面上の言葉しか理解できず、相手に配慮したり相手の気持ちを推察したりすることができないという特性の結果です。ただ、細かい作業を黙々と続けることは得意ということなので、職場では自分の仕事をしっかりこなすことを心がけましょう。仕事で成果を出すことができれば、上司や同僚からの信頼が得られ、お世辞が上手くなくても好意的に見てくれるはずです。

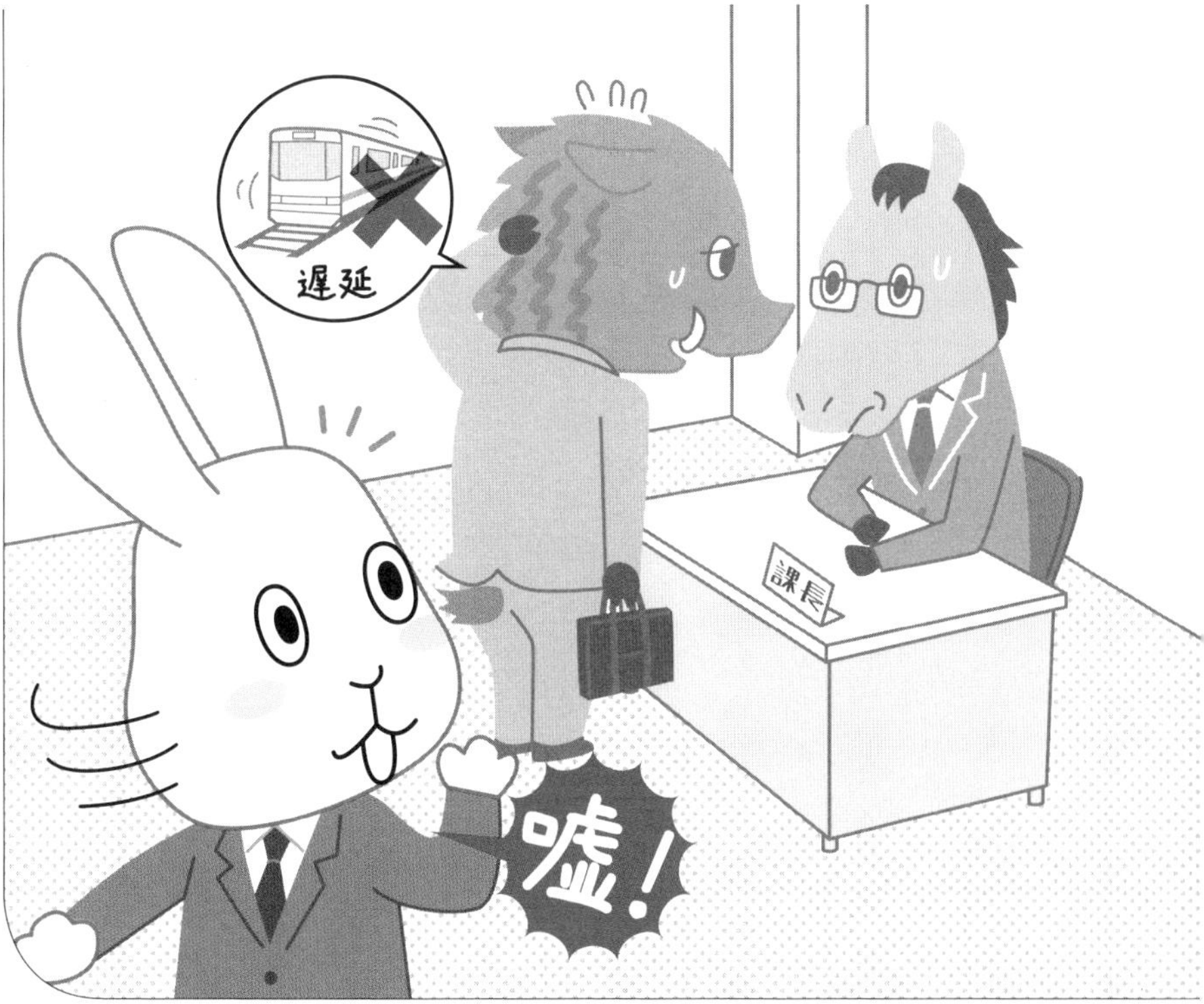

本当のことを言ってしまって相手を怒らせることが多い、ほめるのが苦手

47歳、未婚男性、母親と二人暮らし

仕事上で本当のことを言ってしまって、相手を怒らせることが多い。また、人をほめるのも苦手である。正直者で、事実を隠蔽《いんぺい》することができない。周囲からすれば、状況判断ができないということになるので、営業職などはとても任せられない。

他の部署でもトラブルになったことが多く、現在は対人接触が少ない倉庫で、黙々と働いている。人と接触しないだけに、トラブル数もめっきり減少してきた。

本当のことを言ってしまって相手を怒らせることが多い、ほめるのが苦手という特性は、ＡＳＤの特性のひとつです。

言い換えれば、場の空気を読めないがゆえに生じる行動特性です。

相手の気持ちを察する文化を基盤とするわが国では、最も身に着けないといけないのが人の気持ちを推し量る能力であり、その能力が低い場合、自分自身で自己修正を図らないと不適応を起こしてしまいます。

対策と工夫、治療

ここまで挙げてきたような、ＡＳＤに特有な行動パターンに対する適当な薬物治療はありません。しかしながら、不安状態やうつ状態に陥っている場合や、非常に興奮している場合には、その状態像に応じた薬物治療は可能です。

本人は根底にＡＳＤが存在するとは露とも知らずに、感じることのできる不安、緊張、恐怖、抑うつ、興奮などのために病院やクリニックを受診し、薬物治療を受けていることも多々あります。

好きなことには没頭できる

20歳、男子、大学２年生

小さいころから生き物が好きで、とくに昆虫類が大好きであった。学校の科目では「生物」以外は興味がなく、勉強もしなかった。

高校生のころから魚にも興味を持ち始め、釣りが一番の趣味になった。大学では海洋学関連の学部に進んでいて、将来的には生物学全般をさらに学びたいと言っている。

好きなことに没頭できるという特性は、ＡＳＤの典型的な行動特性のひとつです。

この特性は、上手く作用すれば、将来が嘱望されるほどの研究者になることができるという可能性を秘めている反面、ひとつ間違うと、学校の勉強とは関係ない世界に入ってしまい、泥沼状態の不適応を起こす危険性も持っているので、生かすも殺すも両親のかじ取りひとつです。十分に留意する必要があります。このように、好きなことになら夢中になることができ、一生懸命に勉強するが、好きではないこと、興味や関心を持てないものにはまったく見向きもしないなど、極端に好き嫌いが出ることがしばしばあります。

3 発達障害にみられる二次障害

発達障害は、先天性のものです。幼少期からその特性が顕著に現れ、早期に発達障害の存在が確認されるケースが増えていますが、ある程度成長してから、あるいは大人になってから、うつ症状や不安症状などを訴えて受診されるケースも少なくありません。発達障害の特性を持っていると、学校や職場で不適応を起こしやすく、不適応からうつ状態に陥ったり、いわゆる不安障害を併発したりすることがあるのです。

このような場合、背景に潜む発達障害の特性を見逃してしまうと、うつ病や不安障害に有効な薬物療法だけを行っても功を奏しません。うつ症状や不安症状などの精神障害がなかなか改善しないときは、背景に発達障害が潜んでいないか、疑ってみる必要があります。ここでは、そんな事例をいくつか紹介します。

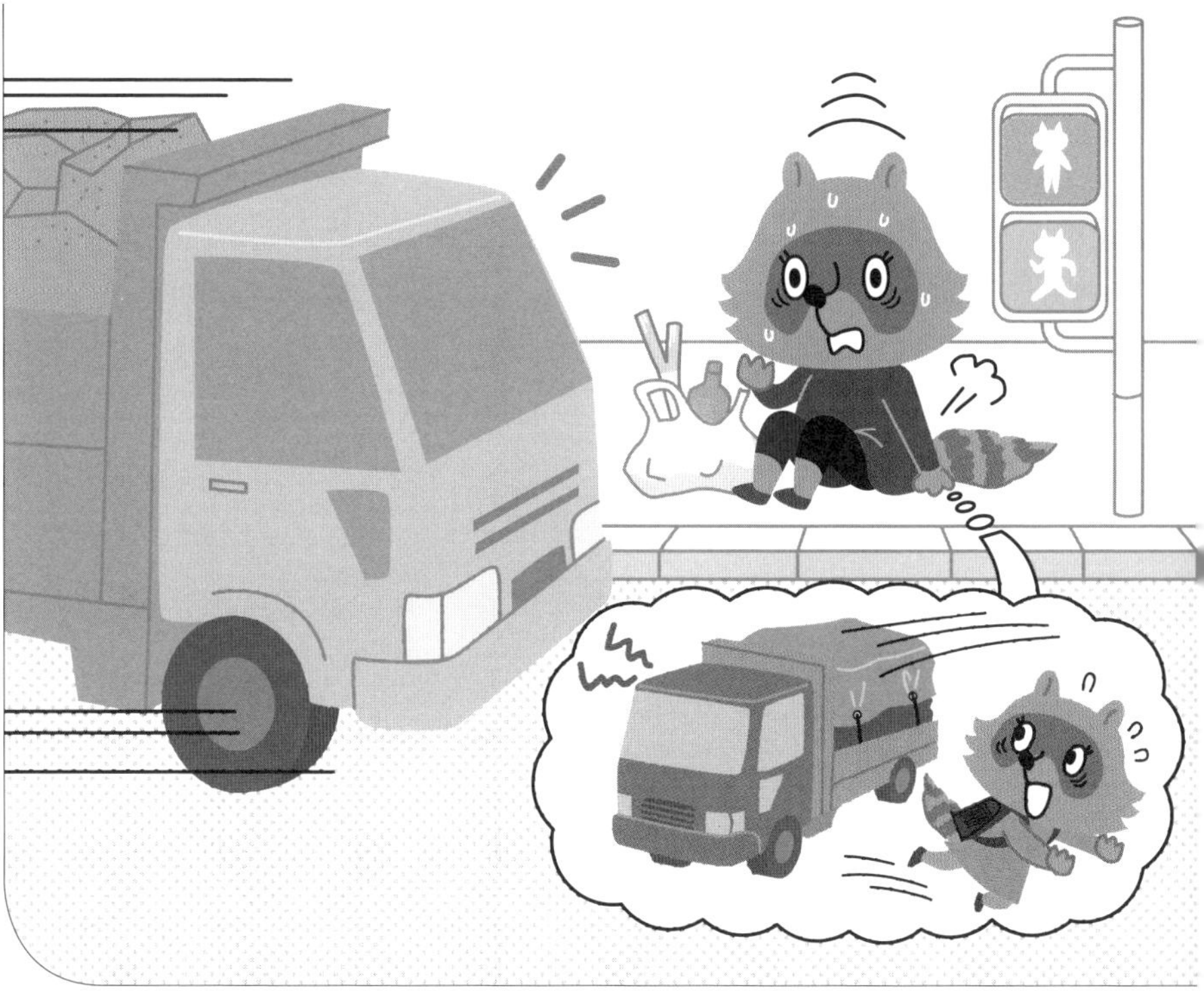

A：不安・緊張

PTSDのフラッシュバック：何十年も前の嫌な出来事が忘れられない、些細な刺激でフラッシュバックする

33歳、女性、会社員

小学生時代に受けたいじめの記憶がすぐにフラッシュバックする。
最近では、些細なことがきっかけでフラッシュバックするようになり、情緒面がすこぶる不安定である。心の中は不安でいっぱいだ、と訴えている。

何十年も前の嫌な出来事が忘れられず（トラウマ体験）、些細な刺激でその場面がフラッシュバックするなどの症状が頻繁に出てくる場合は、PTSD（心的外傷後ストレス障害）と診断されることがあります。そのまま何年も同じ治療を続けていることがあります。

何十年も前の嫌な出来事が忘れられない、些細な刺激でフラッシュバックするという症状は、ADHDやASDなどの発達障害の二次障害にみられる特性のひとつでもあります。発達障害があると、その特性ゆえに周囲に馴染めず、いじめや暴言・暴力、強い叱責や強い非難を受けることがあります。そういった経験が大きなストレスとなり、心に深い傷を残すトラウマ体験になることもあります。

治療者サイドはPTSDに関する治療に終始し、ベースに存在しているASDやADHDを見落としていることもあります。

気分の変調：感情のコントロールができない（苦手である）、気になることを指摘されると感情が激しく揺れる

27歳、女性、フリーター

どうしても感情のコントロールができない。気にしていることを指摘されると感情が激しく揺れてしまうので悩んでいる。

付き合っている彼氏や友人からも、再三再四指摘されていて、自分でもわかっているのだが、自分自身をコントロールできないでいる。

感情のコントロールができない（あるいは苦手である）、気になることを指摘される（スイッチが入る）と感情が激しく揺れるという症状は、ＡＤＨＤやＡＳＤなどの発達障害の二次障害にみられる症状のひとつです。発達障害の人は、感情表現や表情が乏しいことがあり、一見、鈍感のように見えることがありますが、むしろ傷つきやすく、些細と思われるようなことでショックを受けていることがあります。いったん思い込むと、その思考を柔軟に修正することも苦手なので、気分の変調を来しやすいといえます。

このようなケースでも、治療者サイドは気分の変調に関する治療に終始し、ベースに存在しているASDやADHDを見落とすことがあります。

とくに気分の変調は、躁うつ病と誤診されることも多く、かなり注意深くみていく必要性のある症状です。しかも発達障害でとても頻繁にみられる症状ですので、根底にある発達障害の特性を配慮しないといけないように思います。

パニック症状：パニックになりやすい、過呼吸を起こしやすい

28歳、女性、会社経営

大学卒業後、ある小さな会社に就職したが、鋳型に入れられるような感じがして息苦しかった。そのうち、発作的に呼吸困難感や動悸が激しくなるようになってきた。

数年後、思い切って会社を辞め、ひとりで会社を設立して、何とかしのいでいる。しかし、それでもパニックになりやすく、過呼吸を起こしやすい。

パニックになりやすい、過呼吸を起こしやすいという症状は、ＡＤＨＤやＡＳＤなどの発達障害の二次障害にみられる症状のひとつです。発達障害の人は、発達障害のない人に比べてパニック障害を起こす比率が倍高いともいわれています。

治療者サイドはパニック発作の治療に終始し、ベースに存在しているＡＳＤやＡＤＨＤを見落とすことがあります。

パニックに陥っても慌てないことが大切です。それだけでもかなり違います。また、発達障害の人がパニックに陥るのは、多くの場合、こだわりを否定されたり、苦手なことを強いられたり、予定通りにいかなかったりして不安に陥るからです。自分が不安になる状況や原因を考え、できるだけそれを回避できるよう工夫することが大切です。

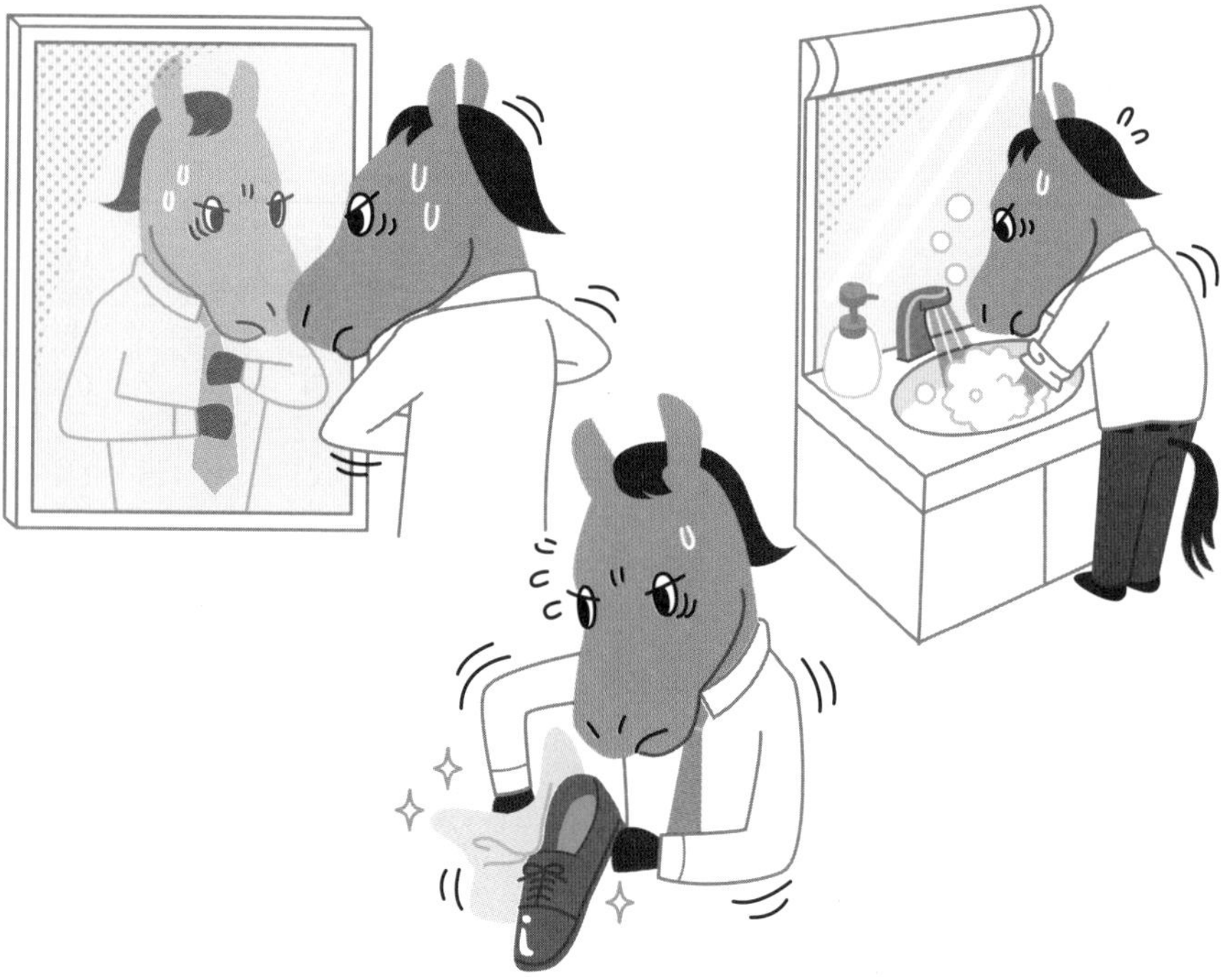

強迫症状：
強迫的になり、確認行為が多い

14歳、男子、中学2年生

母親は教育熱心であり、彼は母親の敷くレールにのるような形で、有名私学の中高一貫校に合格し、通学していた。あるとき、潔癖症に陥り、しかも登校時の確認行為が多くなった。自分の手や体、服などが不潔な気がして、何度も手を洗い直したり、何度も服を着替えたりして、清潔であることを何度も確認せずにはいられない。

そのため、遅刻することも多くなった。徐々に強迫観念も強く激しくなっていき、ついに学校に行けなくなった。

真面目な性格で寡黙でおとなしい彼は、自分の心の中の不安や葛藤を言語化するのが上手ではないようだ。

強迫的になり、確認行為が多いという症状は、ＡＤＨＤやＡＳＤなどの発達障害の二次障害にみられる症状のひとつです。

発達障害の特性を持っていると、学校や職場に適応するのが難しく、不安やストレスを抱えやすいものです。このような人に、二次的に強迫症状が現れることがあります。また、発達障害の特性による失敗を過度に恐れ、確認行為を繰り返すこともあります。ＡＳＤでは常同性という特性から、独自のルールに固執したり、同じことを繰り返したり、意味のないことにこだわったりすることがあります。これらの行為が、強迫症状と紛らわしい場合もあります。

治療者サイドは強迫症状の治療に終始し、ベースに存在しているＡＳＤやＡＤＨＤを見落とすことがあります。強迫症状が前面に出ることは頻繁にみられますので、よく注意する必要があります。

B：うつ症状・妄想

うつ症状：気分が急に落ち込む

30歳、女性、外資系企業のキャリアウーマン

外資系企業に入社後、仕事を順調にこなし、それなりの実績を上げてきたと自負している。

しかし、最近になって気分が急に落ち込むことが増えた。さらに、とくに理由もないのに涙が止まらないことが多くなってきた。

気分が急に落ち込むという症状も、ＡＤＨＤやＡＳＤなどの発達障害の二次障害にみられる症状のひとつです。

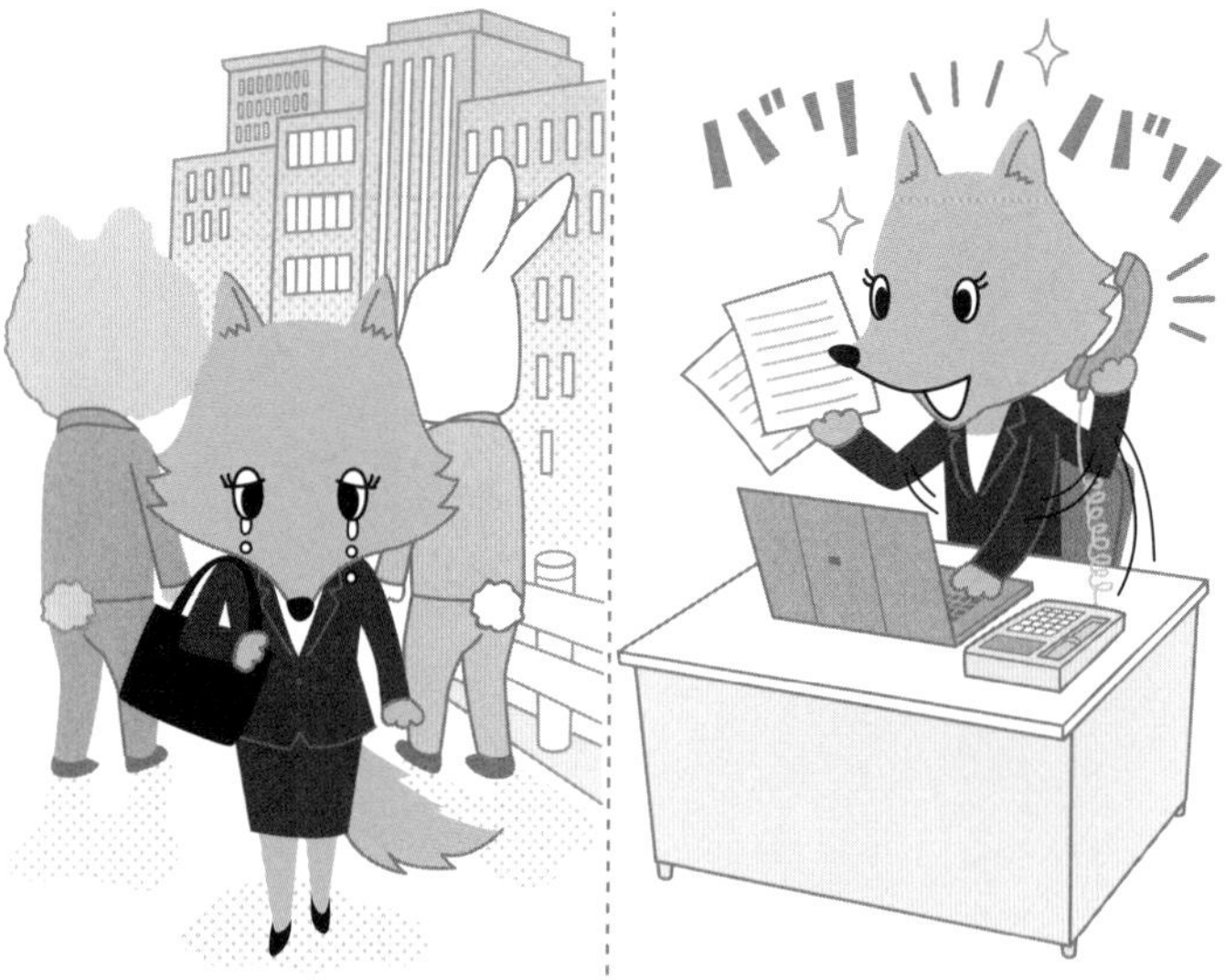

大人の発達障害は、大人になるまでその特性に気づかれないほど、障害の程度は軽い場合があるのですが、社会に出ると、これまでは避けてこられた苦手な場面にも直面するようになります。結果、失敗や上手くいかないことが多くなり、うつ症状を発症することがあります。この事例では、仕事を順調にこなし、それなりの実績を上げてきたと自負されていますが、実際は発達障害の特性による困難や生きづらさを、そうとは知らずに努力で克服しようとしてきた結果、がんばり過ぎて心が疲弊してしまったのかもしれません。

治療者サイドはうつ及びその関連症状の治療に終始し、ベースに存在しているＡＳＤやＡＤＨＤを見落とすことがあります。

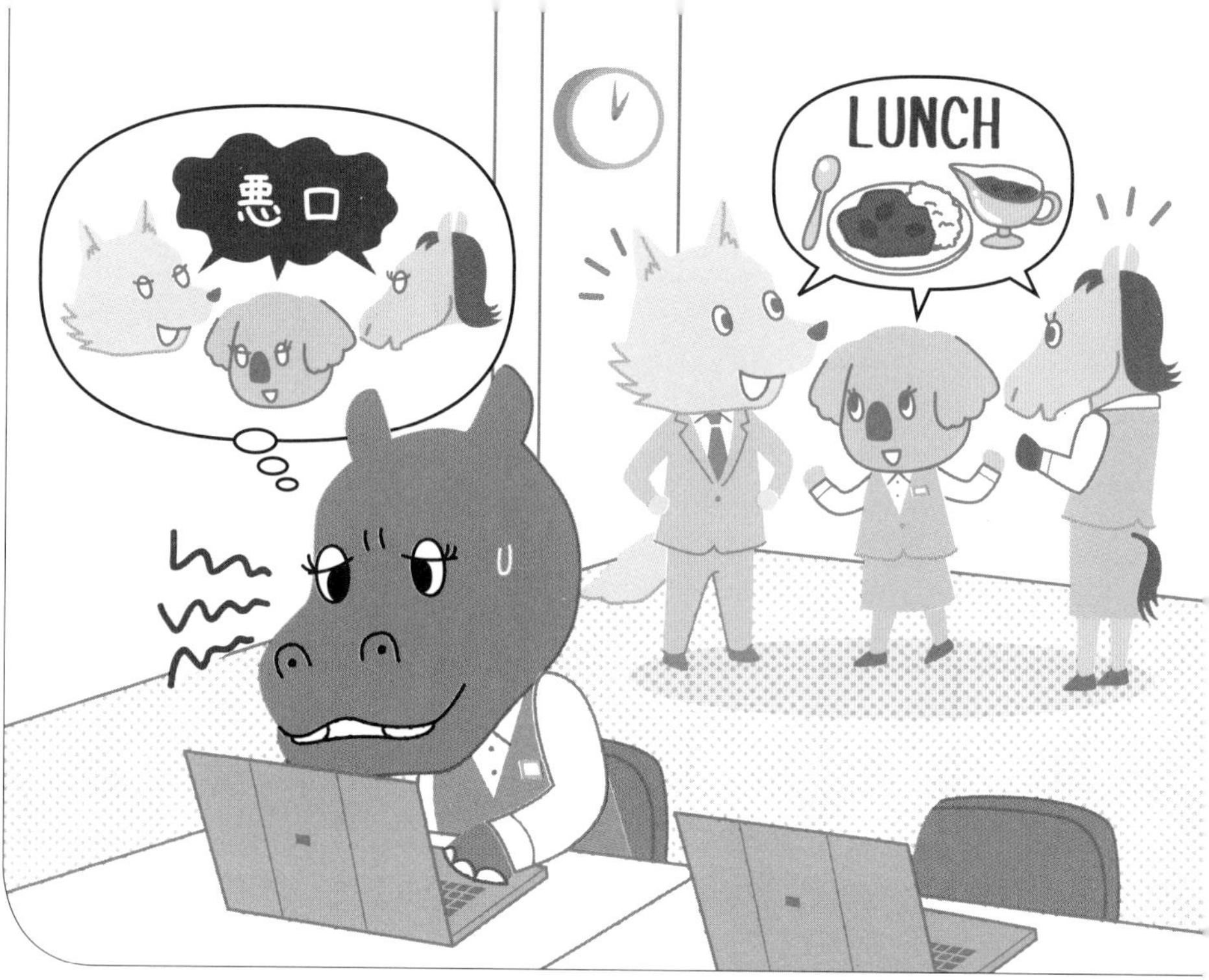

被害念慮、被害妄想：
人を怖がる、他人が自分のうわさをしているように感じる

28歳、男性

過去に統合失調症と診断され、精神科病院に入退院した経験がある。

退院後、人を怖がる、他人が自分のうわさをしているように感じるなどの統合失調症関連の症状を抑えるため、外来通院して抗精神病薬を定期的に服薬している。

人を怖がるという特性は、ADHDやASDなどの発達障害の二次障害にみられる特性のひとつです。同様に、他人が自分のうわさをしているように感じるという症状も、発達障害の二次障害にみられる症状のひとつです。

これらの症状は、統合失調症に典型的な幻覚や妄想と似ているため、治療者サイドは、統合失調症の症状に対する治療に終始し、ベースに存在しているＡＳＤやＡＤＨＤを見落とすことがあります。

発達障害にみられる被害念慮や被害妄想は、統合失調症の幻覚や妄想とは性質が異なるのですが、その鑑別は専門医にとってもとても難しく、十分な観察が必要です。

解離症状：
自分が自分でない感覚がある、現実感が感じられない（現実感が薄い）

22歳、女性、新卒で入社したばかり

自分が自分でない感覚があって悩んでいる。また、現実感が感じられない（現実感が薄い）などの離人症状も訴えるようになった。これらを含めて全体的にみても、いわゆる解離症状がとても激しくなっている。

自分が自分でない感覚があるという症状は、ADHDやASDなどの発達障害の二次障害にみられる症状のひとつです。同様に、現実感が感じられない（現実感が薄い）という症状も、発達障害の二次障害としてみられることがあります。これらの症状は解離症状と呼ばれ、解離症状を呈する代表的な病気は解離性障害ですが、PTSDや発達障害などの症状として現れることもあります。

治療者サイドはこれらの解離症状の治療に終始し、ベースに存在しているASDやADHDを見落とすことがあります。

C：依存症・パーソナリティ障害

アルコール依存、薬物依存：ほぼ毎日飲酒し、家族への暴力もひどくなる

55歳、男性、飲酒歴40年。

ほぼ毎日、酩酊状態になるまで飲酒をしている。同時に家族への暴力がひどくなる。家系的に見ても怒りっぽい人が多く、飲酒すると余計にエスカレートする傾向がある。

飲酒や薬物への嗜癖に関する症状は、ＡＤＨＤやＡＳＤなどの発達障害の二次障害にみられる症状のひとつです。治療者サイドはアルコール依存や薬物依存に対する治療に終始し、ベースに存在しているＡＳＤやＡＤＨＤを見落とすことがあります。

とくにＡＤＨＤのほうが、このような依存症を起こしやすい傾向があります。なぜなら、嗜癖などのアディクション、何かにはまりやすいという特性はＡＤＨＤに典型的な特性だからです。

はまりやすいものとして、アルコール、タバコ、違法薬物、過食、ギャンブル、性的逸脱行為などがあります。最近では、インターネット関連やゲーム関連の依存が急増しています。とくに後者は現代を反映しており、「ゲーム依存症」という病名が登場したことからも明らかです。

パーソナリティ障害関連症状：見捨てられ不安が強い

32歳、既婚女性、主婦（時々パート勤務）

幼少期から母親による身体的虐待を受けて苦しんできた。父親は家を出たきり、帰ってこなくなった。「自分は捨てられた」「誰からも愛されない」という思いが強く、友人や恋人が離れて行くのではないかという恐怖がいつもあった。対人関係では、大切な人から否定されたり、拒否されたりすると、激しい怒りや絶望感を覚え、関係を壊してしまうことがあった。しかし、幸運にも今の夫と出会い、結婚後は幸せな日々を送っている。

最近は少し余裕が出てきたこともあり、自分にはパーソナリティ障害に関連した症状が存在するが、発達障害に関連した症状もあることを自覚できるようになった。

親に発達障害があると、子どもへの共感性の低さから、ネグレクト（育児放棄）につながることがあります。本ケースのように、両親から発達障害の遺伝的要因を受ける一方で、発達障害の両親のもとで成長したことから、心理的、環境的にパーソナリティ障害に関連する症状を併せ持つに至ることは意外に少なくありません。

親に虐待されたり、見捨てられたりするのは、子どもにとって生命が脅かされる恐怖です。幼少時代のこの恐怖の記憶によって、思春期以降に引き起こされるのが「見捨てられ不安」であり、境界性パーソナリティ障害にみられる症状のひとつです。本ケースでは、パーソナリティ障害の症状に加えて、発達障害の特性から衝動性を抑えられず、対人関係をうまく構築できなかったのではないかと考えられます。

治療者サイドはパーソナリティ障害に関連する症状の治療に終始し、ベースに存在しているＡＳＤやＡＤＨＤを見落とすことがあります。

おわりに

本書の重要なポイントと注意事項

1　発達障害の特性をいくつか持つから、それで発達障害ということを意味しているのではありません。

発達障害の一般的な診断基準を満たしてはいなくても、発達障害のグレーゾーン、あるいはボーダー（境界例）とも呼ぶべき、「その傾向は確かにあるが…」という人は実に多いと考えられます。しかしながら、発達障害の概念の啓蒙と普及が急速に進み、言葉だけが独り歩きをしていることがあります。言葉は本当に怖いもので、同じ言葉であっても、その受け取り方で意味が異なることがあります。前後の脈略を十分に把握しないと違う意味に取ってしまうので注意が必要です。

2　たとえ、発達障害の診断基準を満たし、病名のようなものがついたとしても、それは、その時代のカテゴリー分類上、発達障害のカテゴリーに属したに過ぎません。

大切な点は、自分にいかなる病名がつくかではなく、いかなる特性を持ち、いかなる生きづらさがあるのかを正確に見極めることです。そして、どのように対処すれば、職場や家庭などでの適応性を伸ばすことができるかを知ることです。

3　発達障害の特性をいくつか併せ持つことが、社会で生き延びるために必要不可欠な手段や武器になっている人も、少数ではありますが存在しています。

そのような場合では、アドバンテージになる特性を知り（例えば、過集中や感覚過敏など）、さらにそれらをブラッシュアップするためには、いかなる対策があるのかなどを模索する必要もあるでしょう。本書がその一助になるならば、著者として嬉しい限りです。

■著者紹介
福西 勇夫（ふくにし・いさお）
南青山アンティーク通りクリニック院長。精神科医。
1984年徳島大学医学部卒業、医学博士。東京都精神医学総合研究所（現・東京都医学総合研究所）勤務を経て、2003年より現クリニックを開業。精神科医として発達障害、統合失調症、不安障害など、幅広く心の病に対応している。米国での臨床・研究経験も豊富で、2000年より現在までにマサチューセッツ総合病院の客員教授として9回招聘され、2007年には南イリノイ大学の客員教授として招聘されている。一般向けの著書多数。

発達障害チェックノート
自分が発達障害かもしれないと思っている人へ

令和2年9月26日　第1刷発行

著　　者　福西勇夫
発 行 者　東島俊一
発 行 所　株式会社 法 研
〒104-8104　東京都中央区銀座1-10-1
電話 03(3562)3611（代表）
http://www.sociohealth.co.jp
印刷・製本　研友社印刷株式会社

0102

SOCIO HEALTH
小社は㈱法研を核に「SOCIO HEALTH GROUP」を構成し、相互のネットワークにより、〝社会保障及び健康に関する情報の社会的価値創造〟を事業領域としています。その一環としての小社の出版事業にご注目ください。

ISBN978-4-86513-730-9 C0077　定価はカバーに表示してあります。